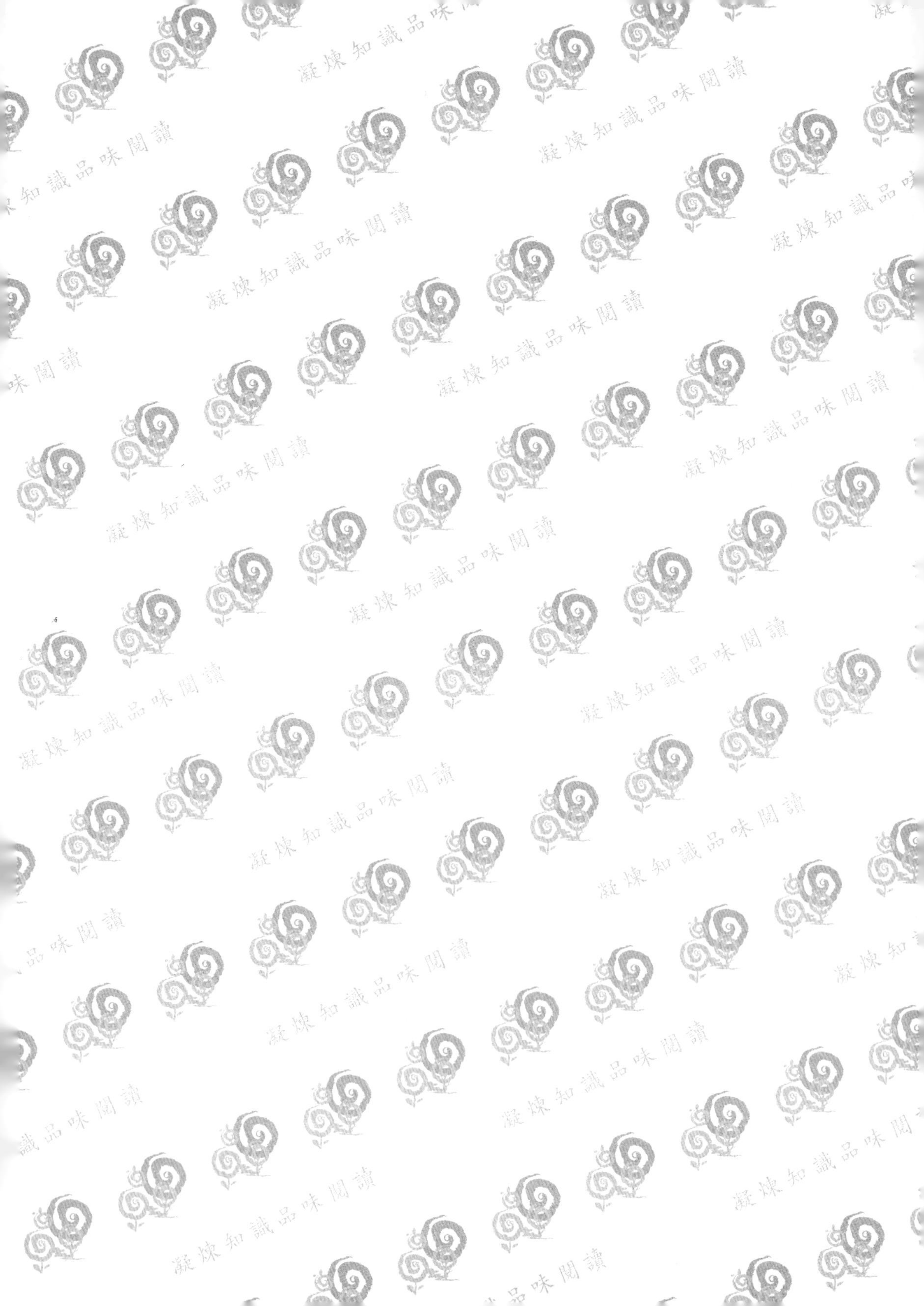

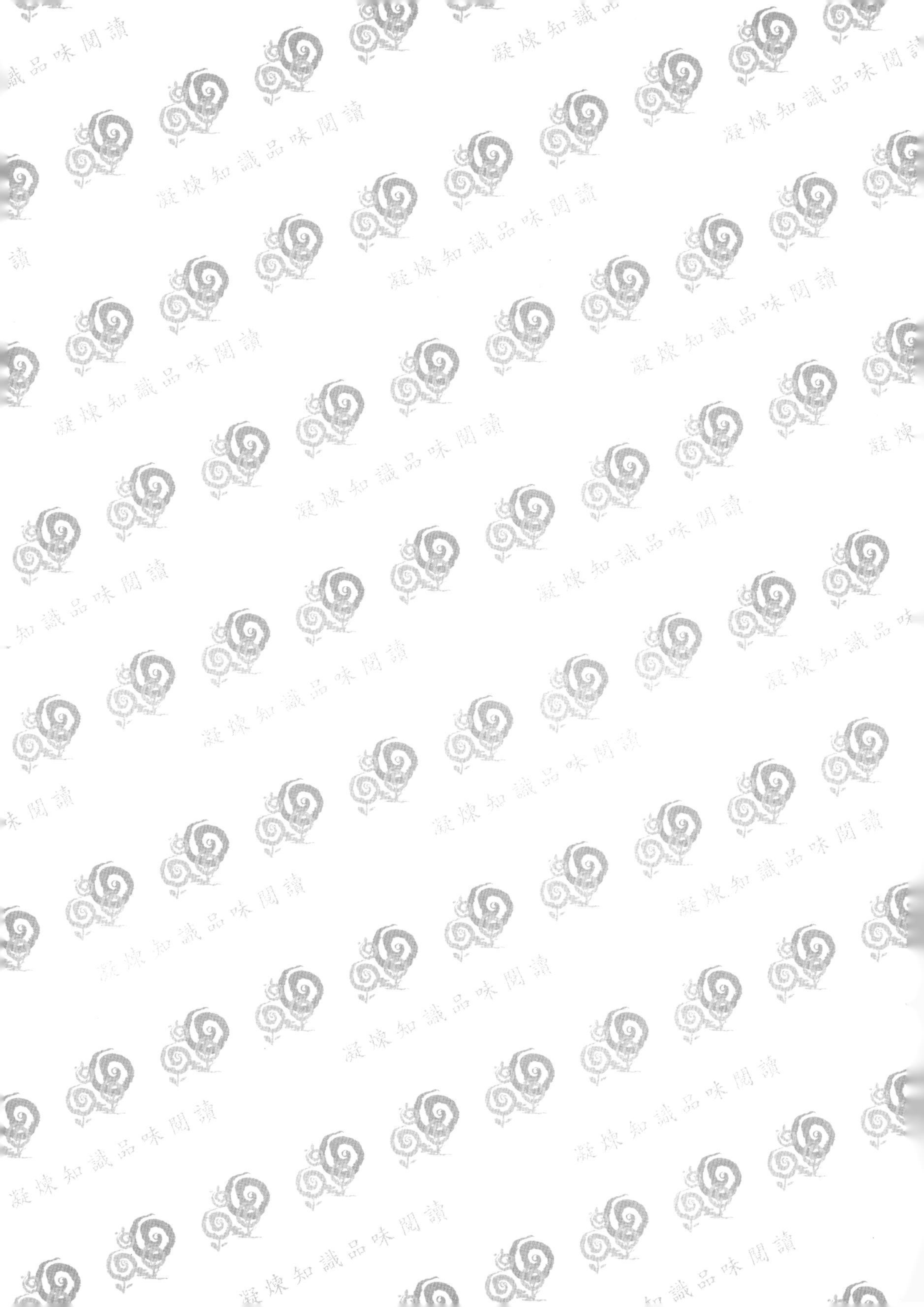

歷經四年十二次超高劑量化療的痛苦折磨，他選擇放下一切，
身心靈徹底改變，並憑著無比的毅力，成功打敗癌魔。

有人說：「癌症是一份偉大的禮物。」
他說：「癌症讓我找到生命的第二春。」

他癌後反思檢視，
找出致癌因子「負面情緒」；也因徹底改變心性，戰勝癌症。

正所謂「情緒致癌，情緒治癌。」

癌後廿年

漫談山居
身心靈全方位療癒百分百

陳正武——著

推薦序

英雄之旅

施寄青

英國神話學大師約瑟夫．坎伯（Joseph Campbell）在一九四九年出版的大作《千面英雄》中，分析世界各地不同時期的神話，發現它們有不可思議的相似，於是他將這些故事的原型稱為「英雄之旅」。

每個人自呱呱落地後便走上自己的「英雄之旅」，一路過關斬將，直到終點。若在歸於塵土之際，能像使徒保羅一樣說：「那美好的仗我已打完，當跑的路我已跑盡。」就意味我們的「英雄之旅」畫下完美句點，否則就一世又一世的輪迴，直到我們完成為止。

歷史上、現實中多的是鎩羽英雄，失敗的原因只因我們愚心不轉、頑石不點頭，若能得明師指點，自己又有慧根，如何不能修成正果？

與陳正武夫妻結緣是因上山買地，若非他們夫妻協助，我恐早落荒而逃，做不成現代陶淵明了。陳正武是個學習精神特強的人，從植物的門外漢，一面做一面學，最後成了鄰居眼中的專家，大家稱他「陳博」。

他個性十分耿介，嫉惡如仇，與我一樣，我們自以為是正義之士，結果傷人傷己。所幸因緣際會走了一趟靈異之旅，讓我放下許多執著和自以為是。他們夫妻也因陪我走這趟靈異之旅而大開眼界，我費盡心機讓陳博去參加內觀，結果開啟他大澈大悟之門。

他的抗癌過程，令人感佩萬分，但他從鬼門關前撿回一條命後，藉由反省懺悔而終於體悟他該謝天謝地，以及所有陪他一路走過這段英雄之旅的人，對扯後腿的小人，不但無怨，只有感恩，因為他已明白在每個關卡後都有老天的恩典與禮物。

他以前因脾氣壞，經常對他太太大吼小叫，陳太太因他是病人，經常忍讓，委曲求全，有一次我為他太太抱屈，不客氣地對他說：「你要是我丈夫，我早把你打出去。」他也不甘示弱說我要是他太太，他也把我趕出去，我當時認定他難以點化。

直到他太太健康惡化，他們賣地下山後，他思前想後，才發現他這生最大的貴人就是他的賢內助，他太太對他情深義重，做為男人，這一世有這麼情深的賢內助守護他一生，夫復何求？更何況因職業是軍人而在家中經常缺席的他，還有一對孝順兒女，不都是太太教導有方嗎？

其實癌症病人要活下去並非難事，那就是改變心性，問題是「江山易改本性難移」，而這個本性是累世積累下來的，若沒有大慧根，如何能放下屠刀立地成佛呢？

有人說，生重病是老天給的禮物，很多人因面臨生死關頭而有大改變，陳正武亦然，他不但找回健康，在晚年還學習新功課，成為植物專家，更體會到以感恩圓融的心來面對萬事萬物。改變飲食、生活型態都容易，改變心性卻有如移山填海之難，而他做到了。

由於討教請益者多，他自費出版此書，以與衆生結緣，希望此書能給讀者更多的啓發和鼓勵，而能有信心的走完他們的「英雄之旅」。

本文作者爲婦運戰將，二〇〇二年自教職與婦運戰場退休，境內移民至鄉下山區，過著現代陶淵明生活。

自序

癌症讓我找到生命的第二春

陳正武

罹患血癌至今已二十個年頭，而骨髓移植成功也滿十六年。和所有罹癌病人一樣有過震驚、恐懼、悲觀、無助的心路歷程。更經歷過一段愁雲慘霧、怨天尤人、生不如死的痛苦折磨。尤其是經過長達四年，十二次超高劑量化學治療所帶來的副作用及併發症，身心所受的痛苦與煎熬，有如人間煉獄般磨難。

如今癌病的痛苦就像做了一場惡夢般，都隨著骨髓移植成功後，島內移民到苗栗南庄的山居歲月而煙消雲散。

當然抗癌能夠成功，最重要的是要歸功於長庚醫院血液科的醫療團隊，特別是我的主治醫師郭明宗先生，及建立長庚醫院骨髓移植完善護理制度的謝素英老師，與以愛心、耐心關懷照顧的護理師們。而愛妻亞菊不棄不離陪我一同住院照顧，並放棄一切跟我到山上，過清苦的日子，更是成功的原因之一。而自己能夠面對癌病事實，放下一切勇於改變，也是迅速康復的關鍵因素。

廿年來特別是山居歲月中在身心靈全方位抗癌下，終於讓我這位白血病人百分之百療癒，並開啓生命的第二春。

幾年前利用到台北參加新書發表會，在提前與會的空檔時間到書局瀏覽。令我好驚訝，竟然在書架上發現，有那麼多的罹癌病患及其親人著書立說，勇於經驗分享，造福病友。這在廿年前我發病時是少有的，於是買了六、七本不同作者的書，詳細閱讀後，我很佩服他（她）們的勇氣，就算有的不幸失敗，但他（她）們抗癌的典範，就像黑暗中的明燈照耀人世間不幸罹癌的病友，指引光明之路。

我更佩服那些抗癌成功，在身心靈得到深刻體驗的作者，勇於發出的驚人之語，「癌症是一份偉大的禮物」、「恭禧你得了癌症」、「我笑走了癌症」……等。我沒有他（她）們這般豁達，畢竟那是要歷經多少血淚交織、痛苦折磨並不斷與死神搏鬥所換來的慘痛代價。

我不敢有此驚人之語，但我卻敢說：「癌症讓我找到生命的第二春。」

山居歲月有幸與婦運戰將、知名作家施寄青老師為鄰（面對面的鄰居，相隔約一千公尺），由於我具有特殊的山居身心靈全方位抗癌成功的經歷，所以施老師一再鼓勵與督促我，將抗癌心路歷程寫成專書，提供癌病友參考。我有自知之明，我只是個不學無術的丘八老粗，要我提筆寫書比登天還難，所以一再找理由拖延。

施老師以母雞帶小雞的方式，先鼓勵並指導山上的新移民鄰居們集體創作，經過兩年來的共同努力，終於完成《嬈嬌美麗是阮的山》一書。當然有施老師加持以及她文采斐然的魅力，這本書推出不久就大受讀者讚賞。個人忝為作者之一，也讓很多癌病友看書後得到啓示與回響，來電請教與參訪者絡繹不絕。因為這本書主要訴求是鄰居們打造現代桃花源的心路歷程，書中我並沒有完整而有系統的將罹癌及抗癌成功始末交代清楚，而讓癌重病友感到些許遺憾。

這幾年有越來越多的朋友們鼓勵我，將特殊的抗癌經驗寫成專書，如今在先前已有的寫作經驗及信心下，又有癌後廿年更多更豐富的體驗，我再也沒有理由推辭抗癌專書寫作。

這本書第一章對成長背景有冗長敘述，而且著重在負面情緒與悲情報告，像是在寫個人傳記，將會浪費過多時間強迫讀者閱讀，在此深感抱歉！

只因癌後自我反思檢視，找到真正讓我生病的致癌因子——「負面情緒」。這個「負面情緒」是我從小到大在我成長的幾十年中，層層積壓禁錮在內心深處，成為揮之不去的「夢魘」，最後導致身心全面崩潰而罹癌，幾乎因此喪命。

這本書「千呼萬喚始出來，猶抱琵琶半遮面」，我不是專業作家，也未曾參加寫作訓練班，笨拙的表達方式，還望讀者不要見笑，畢竟我有別於其他癌友的抗癌經歷，特別是山中的傳奇還是有可取之處。

目錄

5 骨髓移植病房的春天

6 重返家園居家護理

7 自我反思與檢視—找出致癌因子

8 山居歲月田園療癒

9 糖尿病也來折磨

10 生死關頭從佛陀的醫學觀到內觀禪修悟道之旅

11 禮讚與感恩

後記

跋

第一章

成長背景

悲傷的童年

我是一九四七年出生於海南島文昌縣，時值國共內戰風雨飄搖，一九四九年在我三歲時大陸淪陷，跟著父母親隨國軍部隊撤退到台灣，幾個月後父親奉派潛返大陸從事敵後情報工作。不幸的是潛返計畫不夠周密，而國防部早有潛伏共諜將計畫洩漏，共軍在登陸地點布下天羅地網甕中捉鱉。潛返的幹部不是陣亡被俘就是失蹤。計畫徹底失敗後，國防部以作戰「失蹤」通告家屬，噩耗傳來母親痛不欲生。

從大陸逃難來台一無所有、舉目無親，又要面臨喪夫之痛，帶著三個嗷嗷待哺的小孩，而腹中又懷著未出生的四弟，我不知母親當時是以何等偉大的力量與超凡毅力，熬過這段天人永隔的人倫悲劇。

雖然國防部對當時作戰陣亡的將士遺族有較好的撫卹制度，且子女教育享有公費補助。原本父親失蹤一段時間就可申報「作戰陣亡」請領撫卹。但被母親拒絕，母親認為國防部草菅人命，堅持「生要見人，死要見具體報告」，並認為情報局應深入調查，給家屬完整翔實的報告。母親的堅持苦了自己，也苦了我們兄弟四人。僅能以「失蹤」為由請領「無依軍眷」勉強餬口的微薄待遇。

記得我們兄弟讀初高中時，每到開學註冊，母親都會為籌措學費傷透腦筋，一直到一九六八年，也就是十八年之後，情報局才派員遊說母親，經過長年喪夫之痛，勉強走出陰影的母親才無奈的接受「作戰陣亡」的事實，請領微薄的撫卹。可是我們兄弟四人僅四弟讀大學時才享有公費補助。

成長過程中雖然缺乏父愛，在我們兄弟幼小心靈中留下些許不平衡，但在母親堅持不改嫁，含辛茹苦獨立撫育我們，日子雖然過得很苦，但也從未讓我們缺衣少食。

台灣從日據時代就建立完善的戶籍資料，一九四九年國民政府播遷來台，承襲這良好的戶籍制度，可是來台初期的軍民，除非有正確證明文件申報戶籍登記外，很多人——尤其是兒童——根本無出生證明憑證。所以當初報戶口由家屬自由心證說了就算數，母親託同鄉幫忙報戶口，同鄉基於好意並未誠實申報，將我和大哥各申報大兩歲，理由是請領軍眷口糧時，可報領大一級的口糧。說明白點，就是在那物資貧乏的年代可以讓我們兄弟多吃幾口飯。

可是這多吃幾口飯的代價，卻給我和大哥帶來諸多痛苦與不便，尤其是我最先嘗到惡果，影響了我一輩子——特別是在人格發展上。

母親同時要照顧我們四兄弟，實在很辛苦，為了減輕負擔，在我五歲時就和大哥一同上小學。當時小學是七歲入學，我足足提早兩年，當時不比現在，在那物質缺乏的貧困年代，兒童缺乏教養，發育慢、反應差，不像現在小孩活潑機伶。我是外省小孩理應有語文優勢，但因省籍不同，在家裡是說媽媽教的海南島話，跟鄰居玩伴講的是閩南話。

到學校上課根本聽不懂老師在講什麼，加上年齡小，個性內向，大腦發育比正常兒童慢，小學一到四年級懵懵懂懂的混過去，幾乎沒有留下課堂上的任何印象，但有一點永遠忘不了，那就是學校與家長聯絡的通信簿上我的成績單永遠是全班倒數第一名，幼小心靈在啓蒙教育時已開始受到創傷。

政府遷台六、七年後為照顧軍眷、安頓軍心、除自籌經費外，並向華僑、工商界募款，在全省各地大量興建眷村，由大江南北隨軍來台散居各地的軍眷，陸續搬進眷村群居，形成中華民族史上特有的眷村文化。

一九五七年在我小學五年級時，隨母親搬進由華僑捐款，興建六百餘戶的桃園縣大溪鎮的「僑愛新村」定居。當時眷村小學尚未興建，所以先轉入鄰近的八德鄉八德國小寄讀，在辦理轉學報到時，當時的級任導師看到我轉學單上滿堂紅的成績，以極不友善且帶著睥視的眼光羞辱我，那是到現在還揮之不去的夢魘。

自尊心受到嚴重打擊，也就是從那時開始有嚴重自卑感，恨自己為什麼那麼笨，開始討厭上學，不喜歡跟同學交談，也出現諸多怪異偏差行為。原本應該是天真無邪的快樂童年，從此轉變成暗淡而悲傷的童年。

好不容易熬過一學年，當五年級要升六年級時，級任老師登門拜訪，建議母親讓我留級，母親心知肚明我是早讀兩年，成績差是理所當然的，所以並沒有責備我。但母親並未告訴我早讀之事，我知道要留級的消息後有如晴天霹靂，認為那是非常丟臉的事，我再也抬不起頭來面對左鄰右舍的長輩與玩伴，面對同學更是自卑，特別是住在眷村內，家家都是過著苦哈哈的日子，沒什麼好比，子女的成績與成就便成為街坊鄰居們評頭論足的焦點。

憂鬱的青少年

小學留了一級，編入新成立的眷村小學，但當時小學校舍尚未蓋好，只得先借用民宅充當校舍，幸好遇到嚴管善教的級任導師楊大可，在她兩年的諄諄教誨下——當時還容許適當體罰，在怕被老師打的情況下也開始讀了點書，五、六年級成績不再吊車尾，但因基礎沒打好，只能維持在中下水準。

畢業後不想再讀書，曾跟母親請求想與為數不少的眷村子弟一樣去當學徒學手藝，受到母親堅決的反對，說什麼也要讓我們兄弟四人接受完整的學校教育。

小學畢業後考上縣立的大溪初中，發現我並不是笨，只要肯用功成績都可維持在中上等，只可惜玩性太重，不願意花太多時間在課堂上，加上愛好運動，並發覺自己有高人一等的彈跳能力，在運動場上開始展露天分，不愛讀書的我未記取前車之鑑又荒廢學業，以致初二時又留了一級，自尊心再度受到嚴重創傷。

再度留級的壓力勉強用了點功，初中畢業後考上風評不差的省立桃園高中。此時正值青春發育期，身高每年以十公分左右的高度在成長，一直到高中二年級，我已飆到一百八十三公分。在當時營養普遍不良，國民平均身高比之現在差距很大的年代，我幾乎是全校最高的人，而這正是一個優秀運動員應具備的好身材，所以我成為田徑與籃球校際運動會的健將，尤其是籃球，高二時我就當選桃園縣代表隊參加省運會。

運動場上體力耗盡，自然課堂上就精神不濟昏昏欲睡，成為名副其實的下課一條龍，上課一條蟲。學業成績自然低落，只能維持在不留級的邊緣。

令我印象最深刻的是，高中二年級國文老師于寶楝先生出作文題「讀書的樂趣」，當時我實在感受不到讀書的樂趣在哪裡，可是又不能不寫，於是我把題目朝向相反的「讀書的痛苦」方向去發揮。文中大意是將從小到大提起讀書心中就有恨，但是書讀不好我並不怨天尤人，只怪自己為什麼總比別人笨。書讀不好讓我自卑羞愧，更讓人看不起，在別人面前總矮了一截。尤其是在眷村中什麼好事、壞事家長總愛拿來比，特別是小孩的成績。成績好的全家人可以揚眉吐氣，成績差的自然垂頭喪氣。

我只有在運動場上才能高人一等揚眉吐氣，可是在別人眼裡我只是那種四肢發達、頭腦簡單、大腦小、小腦大的怪胎。最後作文的結語我也很坦率的說，終有一天我會後悔少不更事不好好讀書，只是現在完全體會不到讀書的樂趣在哪裡。

當老師改完作文後，在課堂上宣讀我的文章，全班同學笑成一團，紛紛打聽是哪位同學的謬論與偏見，本以為自己闖了禍，等發下作文簿，看到批了「書到用時方恨少」的評語，給我的作文分數居然相當高，到現在我仍十分感謝這位老師在課堂上沒有宣布我的名字而保留了我的自尊，並包容我表達相反的意見，否則當時我真的是無地自容。

迷惘的青年

高中畢業後未報名參加大專聯考，我有自知之明，這種爛成績哪敢應考，我也拒絕到補習班惡補。但當時的眷村文化是，家無恆產祖業，父母親對子女的要求是「萬般皆下品，唯有讀書高」。要想讓子女出人頭地，考不上大學，就被送到補習班惡補。在當時想擠進錄取率不到二成左右的聯考窄門，考個三到五年是常有的事，昂貴的補習費用加上生活住宿費用，常讓子女眾多的家庭捉襟見肘，寅吃卯糧。

看到父親的悲慘下場，原本並不樂意再當軍人，但軍校有體育學系是最適合我就讀的，畢業後又可專職體育工作，於是決定報考軍校。在當時，很多眷村子弟受限於家庭的環境而報考軍校。在我們家，如果兄弟們都讀大學，母親根本負擔不起學費，當時我和大哥均就讀軍校，不僅免費，每月還有基本的零花錢，因而可減輕母親的負擔，也才勉強讓三弟、四弟有機會就讀大學。

進軍校後接受嚴格的軍事教育與訓練，在學科上要修與大學體育系同樣的學分，在軍事上要接受養成教育必修的課業，在管理上又有嚴苛的學長學弟制度，雖然壓力大，但興趣所在並不以為苦。從此才愛上讀書，並利用充分的自習時間勤跑圖書館。在術科上我更有優異的表現，在軍校二年級時參加全國大專籃球聯賽，被評選為當年大專籃賽的明星球員。

經過四年軍事教育的薰陶，整個人像脫胎換骨般，從一個懵懂無知自卑憂鬱的青少年，蛻變為品學兼優英姿煥發的有為青年。

一九七〇年軍校畢業依規定必須分發到部隊，完成基層幹部歷練。我抽籤分發到陸軍並派到金門野戰步兵師任職排長，當時外島情勢仍然緊張，共軍在一水之隔的對岸，仍延續「八二三」砲戰後「單打雙不打」的砲擊。

分發部隊不久，所屬的步兵營就進駐營測驗基地接受訓練，全營官兵住在花崗岩坑道裡，準備四個月後接受營測驗。當時基地訓練要求之嚴，測驗之苦，只有接受過測驗的官兵才能體會它的艱苦。一趟基地訓練下來起碼要走一千多公里的路程，而且全身背負的基本重裝備就有廿多公斤，還不包含不同的配備武器在內。全程還要配合攻擊、防禦、搜索、警戒演練，甚至配合實戰狀況，進行急行軍、強行軍、奇襲、奔襲、夜襲等演練。受測期間根本無法安穩休眠，士兵邊行軍邊打瞌睡，不小心跌落路旁的通信線溝是常有的事。擔任基層幹部的我幾乎年年都要接受這種艱苦的訓練。

當時的外島不僅訓練苦，生活條件也很差，伙食不好，主食的大米、麵粉及副食的黃豆大多是夾雜霉味的推陳舊料。住的不是碉堡、掩體就是坑道，雖說冬暖夏涼，但光線不足、通風不良，春夏季還非常潮濕。被服每天要拿出來晒太陽，否則蓋（穿）在身上濕濕黏黏的很不舒服，對身體健康也會有影響。

讓官兵最痛苦而難以接受的是，沒有良好的休假制度。義務役的官兵在外島一至二年無法回台灣休假，任基層幹部沒有結婚的職業軍人，在外島兩年期間也不能回台休假，國防部又有違反人性的未滿二十五歲不得報請結婚的規定。

不能回台休假，在外島雖有星期天的放假，但只要離開營區，營外的憲兵糾察就像搜尋犯人一樣，見官大一級只要言行舉止反常，服裝儀容不整，憲兵總會找出毛病登記糾舉，萬一不幸被盯上，那可就要倒大楣，成為全師的罪人，不斷受到層層上級的責難檢討，爾後的休假也受到限制。所以在外島的幾個市中心，休假官兵為逃避憲兵糾察，跑給憲兵追，是四十年前軍中所常目睹的怪現象之一。讓當軍人的我們一點自尊也沒有，更不要談軍人的榮譽心與優越感。

這樣艱苦的基層訓練，蹉跎虛耗了近八年，其中就有六年是在金門、馬祖熬過來的。這些在現在看來令人難以置信的環境及待遇，當年的我也只能逆來順受。當時唯一的希望是歷練完基層幹部後，期待國防部、陸總部及母校全面檢討，讓我這個學有專長的幹部能發揮所學到學校機關任本職。

可是這個期待最終是落空了。國防部、各軍種總部主管體育的人事部門，根本沒有一套完整的人事計畫。在黑箱作業下弊端層出不窮，只有少數幸運的同學被調到好的機關學校，從此過著錢多、事少、離家近直到退伍的幸福生活。部分未被調動，久等不耐的同學，就靠著拉關係、套交情、走後門、送禮、請客吃飯……等，各憑本事各顯神通，調往機關學校、後勤單位。

可憐我這種剛毅木訥，個性內向，連巴結阿諛或禮貌性拜訪都不會的人，怎可能受到青睞。就這樣埋沒所學，在軍中實在心有不甘，走過一段相當無奈的低潮期，甚至出現憂鬱的症狀。

此時幸好遇到知人善任的長官，他高升調職後徵調我到軍團任職體育官，可惜當時國軍以加強戰備精簡部隊及組織為由，裁撤很多部隊及單位，軍中體育工作已逐漸式微，主事長官只重視體能戰技，這並非我主管的業務，我這個體育官閒得沒事幹，單位主管只好分派其他不相干的業務給我。

我永遠忘不了有那麼一天，軍團的一位副司令先是要我為他做一個羽毛球場，俟球場完成後接著要我安排官兵陪他打球。有天，因為之前陪他打球的幾位軍官臨時都有事，一時又找不到人陪他打球——其實很多軍官也怕陪長官打球，尤其要不斷以笑臉餵球。這位球興正濃的副司令找我到他的辦公室，問我會不會打羽毛球，我很誠懇的告知，我只會打大球，並不精於打羽毛球。結果副司令怒目以視，並破口大罵我學體育出身不會打羽毛球，真是無恥、下流、卑鄙！

天哪！我真的不知道會不會打羽毛球，跟無恥、下流、卑鄙有什麼關係？面對這位可惡又可恨的國軍高級將領的侮辱，當時我不敢據理力爭與反駁，事後好長一段時間我都會嫌棄自己，恨自己為什麼這麼窩囊懦弱。可是在威權時代的軍中，遇到這種羞辱人格、不學無術的大老粗長官我又能怎樣，氣急敗壞怒急攻心下當面理論駁斥，只會引來自取其辱，甚至有可能無中生有的被羅織罪名，將我移送軍法審判。

到現在雖然我還有點記恨這位將領，但也不時感謝這位長官。當時如果沒有他的「當頭棒喝」而發憤力爭上游，往後也不可能在軍旅生涯中，繳出雖不滿意但還能接受的成績單。

受到長官羞辱後，本想再混個幾年，服役滿十年後就退伍另謀出路，這時單位有位陸軍官校出身的潘姓學長，看我做人不錯做事也滿認真的，為我感到惋惜，看我這樣混下去不是辦法，建議我循正規途徑發展，鼓勵我報考三軍大學陸軍指揮參謀學院，當時我因不具備營級主管經歷，沒有資格報考，所以決定放棄以往所學專長的方向發展。主動打報告再度回到野戰部隊歷練營級主管。到部隊報到後才發現，同期同學甚至學弟們，早已歷練完畢占高職高缺，成為我的長官，而我還在與晚四、五期的學弟們一起歷練。

軍中是個務實又現實的團隊，高期別幹低職務，常會引來異樣眼光，認為一定是能力有問題或出過大紕漏，否則怎會幹不上去，而我又倒楣分發到一個軍紀廢弛，正在興建飛彈基地的工兵營，不到三個月就發生一件排長盜竊連長手槍，夥同女友搶劫銀樓金飾，轟動全國的鴛鴦大盜案件。

單位發生軍官竊取槍枝搶劫案後不久，又接連發生派出助民收割的部隊，因駕駛大卡車的士兵請押車軍官喝酒，酒後在雙方均有醉意下，滿載完成助割任務的部隊回營，不幸釀成士兵四死五傷又是轟動全國的大慘禍，部隊軍紀之敗壞可想而知，從此我所屬的工兵營有半年的時間被調去整訓，飛彈基地工程交由步兵單位繼續施工。

營長被撤換，押車軍官與駕駛兵被收押法辦。不是我放馬後砲，我早就有預感部隊遲早會出問題，只是問題來得太快、太突然、太轟動。冰凍三尺非一日之寒，在當時我只是初來乍到，又是個副職，更是人人討厭的政戰幹部，想多管點事，連主官都嫌我越俎代庖管得太多。單位連續發生重大違法犯紀事件，雖難辭其咎受到連帶處分，但當時我真的是一點作為也沒有。

我非常感謝當時軍中的兩位貴人，一位是李姓同學長官，一位是胡姓師主任。在營輔導長任滿兩年後，師部正好有中校參謀官出缺，他們力排眾議及上級壓力，破例讓毫無績效且紕漏百出、傷痕纍纍的我占高缺，而且又在同學長官親自輔導下，順利考取三軍大學陸軍指參學院，與陸軍各兵種菁英一起受訓。

進入指參學院後，我重新規劃軍中生涯。在畢業完成旅級主管歷練後，又受到這位同學長官的舉薦，進入國防部占高缺歷練高司參謀，不久又在他的鼓勵下，苦讀考取在軍中人人稱羨的最高學府——三軍大學戰爭學院，與國軍菁英幹部共聚一堂研習國家戰略。

在軍中有這樣往自己臉上貼金的說法，但教育部並沒有承認學籍，那就是，指參學院是比照民間大學的碩士班，戰爭學院是比照博士班，但我不敢有這種想法，各有其不同的學術領域，這是無法比照的。但戰爭學院畢業，意味著有條件升任軍中任何高階的職位。

頂著軍中正規教育最高學歷的光環，在同期畢業的同學近四百位中也不過八、九位，而體育系出身的我更是史無前例的第一位。

執著的壯年

戰爭學院畢業後，被分發南部某野戰單位任師級副主管，在此期間，因我不是所謂有高級長官關愛，一路照顧提拔的明星幹部，在圈內又非系統科班出身，再加上我又是個曖曖內含光，不善於表達自我的幹部，除非直屬長官長期帶領過，才能發掘出我的長處。

雖然我擁有完整的學經歷，但主管人事部門的熟識學長，每次舉薦我任重要軍職時均被淘汰，只好抱歉的說要我忍耐。幾乎被冷凍兩年多後，才在某次軍團主辦的師對抗演習中，徵調具備戰爭學院畢業的我，進駐軍團部擔任統裁部政治作戰組的演習作業指導。

因主辦演習的成功，學識能力受到軍團游姓主任的肯定與賞識，在其力保下才被奉派至東引外島反共救國軍任政戰部主任。反共救國軍是一個具有光榮隊史與傳統的部隊，在當時指揮官的領導下，官兵團結和協，士氣高昂，是我在軍旅生涯中遇到最好的長官與部隊，各方面的表現與績效均能獲得長官認同與肯定。這是我這一生中最有成就感的服務單位。

滿心歡喜的在東引擔任重要軍職兩年後，以很好的績效輪調回台灣某軍事學校任職政戰主管。雖然這個職務已是升任將軍的待機位置，可是我的情緒卻是從高峰跌到谷底。

因我嫉惡如仇的性格與寧折不曲的領導作風，不見容於這所軍紀廢弛，主官無所作為，甚至環境不變的軍中。我想好好整頓敗壞的風紀，卻處處掣肘，受到污衊詆毀甚至無中生有的匿名檢控，上級長官不但不支持，反而不問是非，不分青紅皂白的責難，看厭了長官只為明哲保身，為自己前途想占高缺而粉飾太平，這讓滿腔熱血的我，從此心灰意冷。理想與抱負已成為滿腦子的不合時宜，軍中顯然已不值得我再眷戀。

在一次國軍軍事會議時，我當著三軍政戰高級將領前，大膽發言對軍中亂象痛下針砭。事後有長官威脅我不得再於會議中公開發言，否則後果自行負責。會後又有直屬長官藉故羞辱我，常給我小鞋穿，我不願再忍氣吞聲，心裡早已準備好軍事會議發言後等於是自毀大好前程，所以主動申請退伍。

此時正值國防部與全國商業總會，聯合辦理國防人力退伍轉移商界的講習班，我立即報名參加，提前三個月離開軍中，結束二十多年的軍旅生涯，我的退伍引起很多長官及同學們的震撼、驚訝與非議。

其實在一片看好聲中我又何嘗願意提前退伍。在軍中有多少職業軍人擠破頭想升將軍，甚至還有人無所不用其極，而我卻毫不珍惜，仍在軍中服役的大哥及所有肯定我的長官莫不扼腕。

我以四十六歲的壯年，含怨帶淚離開奮鬥半輩子、耗盡青春的軍中，退伍後我拒絕接受軍中任何管道的安排就業。心想我一定要在職場上找到事業的第二春。果然不久後順利找到一所夢寐以求的私立高中任職體育教師，從年輕時就有的願望總算實現。

早在軍校求學時，曾在《四書》的《論語》中讀到〈先進篇〉第二十六章的內容。孔子閒暇時，子路、曾晳（點）、冉有、公西華四人陪侍在坐，孔子希望他們談談自己的理想抱負，結果子路、冉有、公西華都發表自己的高見，孔子認為他們過於自大不夠謙虛，唯獨認同曾點的理想。

曾點曰：「暮春者，春服既成，冠者五六人，童子六七人，浴乎沂，風乎舞雩，詠而歸。」語譯為：「當春天快結束，帶五六個成年人，六七個孩童，到沂水邊游泳玩水，再到祭壇上迎風跳舞，然後快樂的唱歌回家。」

看到孔子與學生的對話，我有莫名的悸動。曾點的理想，不就是我長久以來夢寐以求的體育或音樂舞蹈老師才有的福分嗎？

當高高興興的到學校上任，很快的就徹底失望。原因是學生根本不愛動，就算老師帶頭參與也引不起學生的興趣，而私立學校擁擠有限的運動場所，加上器材的老舊短缺，好動的學生根本無法施展，大部分的學生分散活動後就三五成群四處遊蕩甚至躲到死角抽菸。

更可笑的是，學校不重視體育，體育課可有可無經常被挪用，校方更不尊重體育老師，薪資被打八折真是滑天下之大稽。寒、暑假不授課所以沒有薪資。學校也知道這樣下來老師每月還領不到二萬元，為了提高薪資，於是就增加授課鐘點，結果一個體育老師一星期要上廿六堂課，把我們看成超人。

一年的所得在扣繳憑單上所列的薪資總額只有十九萬多，任誰都難以置信，連打工的學生薪資都比我高。其實薪資多少並不重要，因為我有退休俸，生活不是問題，但我爭的是一個尊嚴與敬重。

天真爛漫的憧憬與現實環境差距太遠，圓了一年的老師美夢變成了惡夢。

剛好學校有位老師做過房屋代書，其母親兼做房屋仲介，希望找幾位夥伴做房屋及土地仲介、中古屋投資買賣、法拍屋標售等。我懷著姑且一試的心情去做，初期還有點成績，全力投入後，畢竟資金有限，被套牢後合夥人理念不同意見分歧，以致怨聲載道，惡言相向，不到一年就拆夥了。

不久我又應徵到某個景觀花園遊樂區當總務，這遊樂區經營之初因景觀秀麗，設施新穎所以遊客如織，能在這世外桃源工作兼怡情養性真是三生有幸。可是在後起之秀的同行遊樂區激烈競爭下，經營者沒有危機意識，逐漸失去特色，新的遊客不來，老的遊客不再回流。老闆才開始發愁亟思改革，但方向錯誤，不知從改善環境、增加設施、營造特色招徠遊客著手，反而大力整頓內部人事，員工個個怨聲載道，最後在門可羅雀，員工薪資少又沒有業績獎金的誘因下，只好紛紛求去，我也因為另有規劃而離職。

我的岳父雖是內人的繼父，但對內人視如己出，對內人教養之恩情深義重，大陸來台近四十年後，八〇年代隨著海峽兩岸政策的開放，魂牽夢縈帶著近鄉情怯的心情，回大陸粵北農村老家探親，看到各地農村只能以滿目瘡痍、民生凋敝來形容，老家比離開時還殘破。見到自己的親人，元配已蒼老得像他媽，兒子看起來比他還衰老，為了彌補對他們的虧欠，就不斷的以金錢來補償資助他們，最後發現再多的錢也無法滿足他們貪婪的心。每次探親歸來總是悶悶不樂，最可惡的是這個不成材的無賴兒子，無所不用其極，不斷寫信騙錢甚至把欠債的借據寄來威脅要錢，岳父不堪其擾。

岳父非常期望已退休的我陪同返鄉協助處理，但又不好意思開口，因為他年紀大了，實在無力招架及處理貪得無厭的親人。心有餘力不足之際，我主動說要陪他回去並協助完成他的心願，他立即像小孩一般滿心喜悅，認為只有我陪同回鄉他才夠體面，也唯有我才能鎮得住他惡形惡狀的不肖兒子。

當我陪他回去了解實際狀況後，建議岳父照顧家鄉親人要有重點，不必也沒有能力面面俱到，否則再多的錢也無濟於事。對元配、胞妹及親友們，只要回鄉或有重大節慶時，依「愛有等差」給點錢就可，對耍無賴的兒子根本不去理會。他自己可以去找工作，一毛錢也不必給他，倒是六個孫子女，能讀書的幫助他們完成學業，已成年的幫助他們習得一技之長並輔導創業，該成家的協助他們完成婚姻大事。並在所屬鄉鎮的市中心以岳父「台胞歸鄉」之名，順利買下一塊建地，準備蓋三棟透天厝給三個男孫。

圓滿處理家鄉事務後與滿懷歡喜的岳父返回台灣，接著有一年多的時間每隔兩、三個月我要單獨到大陸一趟，督導驗收興建房屋的工程及付款。本想將督工付款之事交給大陸親人，以減少往返旅費的支出，與減輕不斷轉機轉車的旅途勞頓。但想到親友們不是顢頇無能就是貪得無厭，哪敢放心交給他們去辦。

每次回鄉看到他們都會帶著一肚子怨氣回台，最後房子蓋好了，我陪岳父回鄉看成果，原本應該是興高采烈、走路有風的岳父跟我因水土不服而病倒，親人們一點也不關心，連表達感激之心都沒有，他們高高興興住新家，我們卻帶病黯然返回台灣。

回台不久聰明慧黠最受鍾愛，從小學支助到高中畢業的小孫女，竟來信告之分別考上北京大學與廣州中山大學，讓我們驚喜一陣子，結果證實是一場設計好的騙局，目的只是騙取學雜費，其詐騙手法與其父相比毫無遜色，真是有其父必有其女，讓這個做爺爺的岳父和做姑丈的我真是情何以堪。往後我們再也不願回去，連信也不回不寫，直到多年後岳父過世，我們都未踏上歸鄉路。

這時我的情緒惡劣到極點，而壓垮駱駝的最後一根稻草，卻是一份作息經常要日夜顛倒的保全工作。員工素質之差前所未見，有惡形惡狀對住戶施暴，結果住戶找來黑道欲報復者；有好酒好賭成性，靠借錢度日者；更有下班鬼混，上班遲到或補眠者。身處龍蛇雜處的惡劣環境之下，想不生病也難，果然不到三個星期就被送到醫院急診了。

第二章

當癌魔找上我

病危通知

一九九五年十二月卅一日，隔天就是新年元旦，新年新氣象大家高高興興準備迎接新的一年，然而新的一年對我而言卻是噩運的開始。才在保全業上班半個多月，這一天天色陰霾讓人有窒息之感。帶著輕微發燒及疲憊不堪的身軀勉強值完夜班，早上開車返家後倒頭就睡。已經斷斷續續發燒、咳嗽一個多星期，因病情總在睡個好覺後就好一點，自以為身體健壯只是偶感風寒所以並不在意，只想好好睡個覺。但是，先有同事來電找我代班，又有同事親自登門借錢買酒喝，想睡個好覺都不斷被打擾。

愛妻晚上下班回家，見我躺在床上也不想吃晚餐，問我要不要到醫院看病，我說我好累只想好好睡個覺。半夜三點被突如其來的疼痛驚醒，而且越來越嚴重，全身二百零六根骨頭好像根根帶刺，那種錐心刺骨的痛連翻身想站起來的力氣都沒有，愛妻看事態嚴重也顧不了左鄰右舍正在熟睡，半夜去敲門請了三個大男生幫忙從透天厝的三樓，把我架到樓下，火速開車送到桃園地區榮民醫院急診室，經過初步抽血檢查，就發現血液中白血球有異常增生的現象，醫生要我就近立刻到長庚醫院急診。

愛妻向其說明我是榮民，是否應該到台北榮民總醫院較合適。醫生表示情況非常緊急，要我們到長庚醫院急診以爭取時效。對這位值班的急診室醫師明智的建議，當時因匆忙轉診，沒有請教醫師大名，所以事後無法當面致謝，至今仍感遺憾。

在開車前往長庚醫院急診的路程中，心中已有不祥預兆，知道我可能罹患血癌，因為內弟七年多前不幸死於血癌，所以對血癌有初步概念。果不其然到長庚醫院急診室抽血檢查後很快就知道化驗結果。當醫師告知血液中白血球每毫升高達十四萬之多（正常值應為四千至一萬）並確定是罹患「急性骨髓性白血病」，因病情嚴重立即發出病危通知單，對身體健壯活力充沛的我，只不過短期發燒、咳嗽，就突然病倒並診斷為已病入膏肓的絕症，真是晴天霹靂，震驚恐慌無法接受這個事實。

當時由於血液腫瘤科的住院病房已住滿病患，無法立即安排住院接受治療。而急診室內也擠滿各科等待住院的病患，只好把病床推至急診室外的走廊邊等待通知住院。就這樣沒有主治醫師及任何醫療行為下在急診室虛耗。躺在病床上動彈不得，只要稍微移動身軀或碰觸就痛之入骨。大小便更是痛苦，必須由人攙扶。

對疼痛的忍受我自認比一般人多一點能耐，可是這次像山洪暴發來勢洶洶的血癌所帶來的身體痛苦，已超越我能忍受的極限。再加上心靈上的震撼，以及面臨死亡的恐懼，身心幾乎要崩潰了，在急診室痛苦煎熬了三天三夜後才進住單人隔離病房。

血液分離機帶來曙光

當進住血液科7C病房後，見到我的主治醫師郭明宗先生，他給我的第一印象是宅心仁厚，可愛又可敬可親的年輕醫師。有人說，病人有幸遇到有緣的醫師病就好了一半，事後也證明廿年來他真的跟我有不可分離的醫師緣。

當他談到我的病情及可能的治療效果卻眉頭深鎖不表樂觀。他看了肺部的X光檢查底片後問愛妻：「妳先生是不是菸抽得很凶，或喜歡喝酒？」我聽到後回答我是菸酒不沾的。為了減輕我的痛苦及便於爾後的治療，他決定先用血液分離機來過濾血液中過多病變的白血球。

人體血液由紅血球、白血球、血小板組成，當病變的白血球不正常增生，並充斥在周邊的血液中，數量太多足以排擠紅血球，讓紅血球無法順利輸送養分及氧氣到全身各器官及組織並帶走代謝廢物。當紅血球失去作用逐漸壞死減少時，血液顏色由原本健康的鮮紅色轉為淡紅色，所以有此現象的疾病簡稱白血病。而白血病又區分諸多類型，我是被診斷為「急性骨髓性白血病」而且再冠上「頑固型」三個字。

不久後血液透析室醫生及護理師推來一部精密醫療儀器——「血液分離機」，開始進行血液過濾及篩選。它是將我血管內血液抽出，經過分離機把血液中過多病變的白血球濾掉。經過分離機循環篩選後立即感覺全身舒暢。原本痠痛的肌肉與骨頭，也不藥而癒，從病倒送醫院急診後，將近十天躺在床上動彈不得，想翻身變換姿勢都要請人幫忙，血液分離後終於可以讓我輕鬆下床自由走動。

骨髓穿刺

人體的骨髓造血幹細胞的主要功能是製造紅血球、白血球、血小板。只有抽取骨髓才可以精準判斷癌細胞指數。一般血液科病人聽到要做骨髓穿刺就心生恐懼。抽骨髓的外針又粗又長，而內針更長達十公分左右，在穿刺前雖然做局部麻醉，但親眼看醫生在胸骨上壓下外針真的會讓人緊張恐懼，越到深處越痠痛，尤其是打完外針將內針插下，在骨髓腔內抽取骨髓的剎那，在真空加大壓力下，那種集痠、麻、痛的感覺是很難用文字形容的。

第一次抽骨髓，我運氣真不好，第一針在胸骨抽不出骨髓，改換抽臀部附近的腸骨，仍然是抽不出來，醫生急得滿頭大汗說我骨髓可能纖維化。接著又在胸骨上非常謹慎的找到第三針的下針點。下針後醫生直搖頭說我骨頭怎麼這麼硬，我這個硬骨頭的個性，果然在骨頭上也真的比別人硬，醫生使出渾身力量才把外針壓進去。還好第三針順利抽出骨髓，醫生總算鬆了一口氣，而我卻被抽得死去活來。第二天化驗結果癌細胞指數一如預期般嚴重。

爾後依病情需要，抽骨髓的次數在我四年的治療全程中大約有四、五十次之多，下針的胸骨兩處最好位置早已疤上加疤高高隆起，直到髓植成功多年後才逐漸消失。

人工血管安置

一般人的血管注射或抽血，均由護理師先以橡皮筋綑綁上臂，讓下臂靜脈血管充滿血液而鼓脹，再將針頭順利刺入血管。由於血癌病人在整個療程中，必須由血管注射或抽血幾百針或上千針，人體血管無法承受頻繁的針刺。住院沒多久，我的手臂可以下針處，早已在先前的針刺後留下點點黑斑，而且血管早已變硬失去彈性，護理師很難再找到下針處，所以必須做人工血管。尤其在爾後化學治療療程中，無論化學藥劑、抗生素及各種藥劑、點滴、輸血漿及血小板、抽血等等都需要使用人工血管。人工血管是一種矽質合成品，與人體組織可以同時存在，因此它在臨床使用的安全性及實用性相當高，而且不會影響日常生活。

生平第一次被推入開刀房，做完局部麻醉後，在右胸前的鎖骨下方皮膚下開個小口，把大約十元硬幣大，約二公分厚的人工血管植入，再縫合完成就結束。整個過程雖然有疼痛，但比起其他方面的疼痛，算是輕微了。

人工血管植入後，雖然右手的動作稍受限制，如不能三百六十度旋轉，以及不能用上臂做大的投擲動作外，其餘行動均不受影響。人工血管留置在體內長達十餘年，雖然癌症已算穩定痊癒，但定期回院門診沖洗時它仍有抽血的使用功用。

聞之色變生不如死的化學治療

化學治療（簡稱化療）讓人聞之色變，更讓癌症病人心驚膽顫。人工血管植入不到幾天，首先接受誘導性化療，引導骨髓恢復正常功能讓病情先穩定。因為治療期間未發高燒，雖有副作用但帶來的不適與痛苦，比起發病時輕多了。所以當時認為化療並沒有如預期的可怕。

第一次化療後辦理出院回家休養真是恍如隔世，重新享受自由，呼吸新鮮空氣，一掃從發病住院接受治療到出院四十幾天，在鬼門關前徘徊的陰影。

回家後經過一段時間的休息，身體從化療副作用的傷害中逐漸恢復，我天真的以為癌症就這樣治好了。住院時因為住單人隔離病房，與病友幾乎沒有互動，也沒有較深入請教醫師，等出院後積極找尋有關白血病的化學治療參考書籍及資料後，才逐漸對化學治療有了初步了解。

化療是以間斷的週期來進行的，血癌病人一般是以三到四星期為一個療程，需要六至八個療程才算完成，全程長達一年以上。而且使用劑量較一般癌病為高，化療副作用與併發症也就更嚴重，原本對化療的無知與懵懂，抗癌的日子還好過些，當深入了解後就是化療夢魘的開始。

「恐懼出於無知」這句話，在對化學治療的認知上，肯定要改為「知道越多越恐懼」。經過長達四年十二個療程的化療親身體驗，我對化療的評論是「不做化療死路一條；做了化療活罪難逃。」化療成為必要之惡。

當癌症病人進行化療時，化學藥劑隨著靜脈注射，經由血液循環到全身，執行它行俠江湖見義勇為，毒殺癌細胞橫行無阻、所向披靡的功能。可惜它好壞不分，善惡不明，正常的好細胞也照樣遭受毒殺，特別是人體較快速分裂的細胞。因而它帶來諸多痛苦的副作用與併發病，甚至危及生命。

謹將四年來承受化療的副作用與併發症逐項綜合說明如下：

血球的下降

1.白血球遞減

白血病的病人接受化學治療必須住院注射藥劑，當三到四天的化療藥劑注射後，白血球數量即逐漸下降，一直到七至十四天左右降到谷底，顆粒性白血球（具有抵抗病菌能力的白血球）數量幾乎每次都降到零。這段時間因免疫能力降低，最容易發生感染症。在十二次化療中只有兩次非常幸運未受到感染，全程未發燒。其餘的十次每次感染發高燒幾乎都在攝氏四十度以上，全身痠痛、虛脫、疲憊，持續一星期甚至更長時間。如果不幸出現感染症狀，那就是化療最危險的時刻，更是醫生及護理人員最不敢掉以輕心的階段。抽血做細菌培養檢驗要一段時間，此時除了使用冰枕、退燒藥降低體溫外，只有先打抗生素。運氣好，用對藥高燒很快就退。運氣不好，接著打第二線、第三線抗生素，並做胸部X光、血液生化及尿液檢查，以找出發燒的真正原因並對症下藥。

這一段最危險的時刻，要嚴格進行反隔離，所以要謝絕一切訪客，全天候戴上口罩，連照顧病患的家屬也要同時戴上口罩。

白血球下降帶來的感染症雖有十次讓我延長住院一個多星期，但我非常幸運，並沒有讓細菌、黴菌及病毒嚴重感染成敗血症、肺炎或腸胃道的嚴重傷害。更幸運的是我的心臟、肝臟、腎臟及膀胱沒有受到化學藥劑的毒害，很多病友就在化療期間，因不幸受到嚴重感染而死亡。

由基因工程合成的白血球生成素，這個時候就顯得非常重要，藉由注射，很快就能提升白血球的數量，可縮短感染期，減少感染症之發生。此時每天抽血報告的白血球數字，就成為我最期待最關心的事，因為只要白血球的數量回到一定標準，體溫恢復正常後，就是再一次通過鬼門關的考驗，可以高高興興辦理出院回家繼續休養。

2.血色素下降

每次接受化學治療後，血色素由正常值的十三～十五降到八～九公克／百毫升，這個時候會出現臉色蒼白感到全身乏力，精神不濟，稍微動作即氣喘吁吁。

還好血色素不足時主治的郭醫師總會在最適當時刻決定輸血，此時最需要的是血庫中「捐血一袋，救人一命」善心人士的捐血。對這些無名英雄的愛心奉獻由衷感佩。

3.血小板不足

化療後骨髓受抑制會產生血小板過低或發生凝固因子之缺失。正常人血小板數量每個單位為十五到四十萬。每次化療後我的血小板大多會降到一萬以下，曾經有一次降到兩千左右，此時凝血功能會出現嚴重問題，如果血管不慎出血相當危險，萬一引發顱內出血後果更不堪設想，不是猝死或成植物人就是半身不遂。猝死還好，一了百了，萬一成為植物人或半身不遂那可就有得拖。癌症已夠難纏，再加上上述症狀，化療勢必半途而廢。我有個學弟也因不幸得了白血病，做第二個療程化療時，就因顱內出血導致半身不遂，最後只有讓死神慢慢折磨痛苦而死。

每當我在血小板數量最低時，全身皮膚布滿斑斑紅點，令人不寒而慄，望之生畏，醫護人員會不斷警告要躺在床上，盡量避免下床走動，甚至連翻身或起床的動作都要放慢，以免脆弱的血管破裂。此時常會有護理師問我願不願意接受醫專老師對實習護生做實際案例的教學。為了提供護生們有好的學習機會我樂於接受。

此時郭醫師為了讓我早日脫離危險期，也常在適當時機輸入血小板。

噁心、嘔吐、食慾不振

抗癌藥物主要是毒殺不斷快速分裂的癌細胞，對於人體其他快速分裂的細胞如頭髮、皮膚細胞，口腔、食道、胃、腸、肛門的黏膜細胞同樣也遭毒殺。

用藥後三到七天首先出現的是噁心嘔吐的副作用，說到噁心嘔吐，沒有身歷其境的人是很難想像有多痛苦。我先以一個暈船實例做比較，因為大部人曾經有過暈車、暈船的經歷。

記得卅多年前在軍中駐防馬祖北竿島時，有一次乘坐運補船到離島的亮島視察。出航時海上只是小浪，很順利抵達。回航途中不幸遇到八、九級強浪，因運補船底部是平的，吃水不深，因而前後左右顛簸搖晃得很厲害。全船百餘人吐得東倒西歪，連海軍官兵都受不了。原本我不太會暈船，可是這次風浪實在太大，航行時程又拖得很長，終於撐不住。先是噁心感排山倒海而來，接著胃裡未消化完的食物不斷翻攪後，一次又一次的吐出來，吐到胃部沒有東西連苦膽水都吐出來，整個身體虛脫癱瘓，天旋地轉，因運補船沒有座位只好坐在甲板上，而甲板上，到處是全船人吐出又酸又臭的刺鼻穢物，隨著船身的顛簸四處竄流，更讓人噁心。

雖然這次暈船經驗讓我終生難忘，當我承受化療噁心嘔吐之苦後，就覺得那一次在軍中的暈船噁心嘔吐之苦不算什麼。化療噁心嘔吐之痛苦，是因為身、心同時處於最痛苦的狀況下，時間又長達五至七天之久，一次又一次的嘔吐排山倒海而來，這段時間胃裡早已吐光，什麼都不想吃，但不吃又不行，平時最喜歡吃的美食這時也倒盡胃口。爾後一個接一個的療程都逃離不了化療的荼毒。也難怪很多病友拒絕接受化療，或治療後承受不了痛苦半途而逃。

讓我抗癌情緒陷入最低潮，求生意志最薄弱的時候，不是面臨死神逼迫的關頭，而是噁心嘔吐的化療副作用。我常會興起一個念頭，覺得與其這樣煎熬受苦，沒有尊嚴苟活下去，不如早點離開人世解脫痛苦。

毛髮脫落

毛髮細胞是人體快速分裂的細胞之一，也是化療藥劑毒殺的對象。在化療大約十五天後開始掉髮，多數患者很重視儀容，從而排斥化療，尤其是女性患者非常在乎容貌及形象，掉髮後最是傷心。

因為我從小到讀高中幾乎都是剃光頭，在軍中近卅年也是理小平頭，所以化療副作用的掉髮尚能適應，甚至不等到脫落就先剃光頭省得麻煩。反正停止化療後就會長回來。倒是骨髓移植前的超高劑量化療加上全身放療，造成的頭髮脫落，在移植後，發現慢慢長出的新髮是自然捲曲的，還滿好看的，也許是出於補償心理，捨不得修剪，一、兩年後成為披肩大捲髮，比美髮院做出的髮型還帥氣。

頭髮留得太長，出遊時常引來異樣的眼光，有人說我像藝術家，有人說像達摩，更有人說我像流浪漢，最後連自己都厭煩了，經愛妻咔嚓一刀，幫我理髮恢復平頭，還我本來面目，清爽又自在。

口腔潰爛、牙齦腫漲、食道、胃、腸壁受損及肛門裂傷

好不容易熬過噁心嘔吐最痛苦的階段，開始有食慾想吃東西時，口腔黏膜的上皮細胞剝落又造成口腔潰爛，牙齦腫漲發炎以及食道受損。在吃飯時最是痛苦，每吃一口飯，咀嚼吞嚥都很難受，為了補充營養，又不得不吃，只好忍痛細嚼慢嚥。

對口腔衛生，此時也特別講究，常用清潔用漱口藥水漱口以及軟毛牙刷刷牙，以避免食物殘渣留在口內，減少細菌在口腔內繁殖的機會。針對口腔潰爛，醫生也會開立藥物塗抹治療。

化療後對肛門的保健更為重要，每次如廁排便後，肛門很容易裂傷出血，用衛生紙擦拭會加大傷口裂傷，造成病菌入侵，所以只能以溫水清洗。並且要每天乙次，以稀釋優碘液坐泡肛門半小時，以防止細菌在肛門繁殖並由傷口入侵體內。

化療後腸道及胃的上皮細胞受損，致偶有下痢的情事，還好不是經常有也不算嚴重。倒是有一次半夜上吐下瀉都是血，急壞了愛妻及住院醫師，還好做胃鏡檢查，只是因胃壁受損較嚴重而出血，醫師開立藥劑，休養幾天後就好了。

嗜睡、亢奮、失眠、尿失禁、神智不清、精神恍惚、幻知幻覺

化療副作用有些也會因人而異，我在藥劑注射後，就開始昏睡，除了上廁所外其他如吃飯、醫生巡房與護理師例行檢查，及親友探視等，幾乎多是昏睡中被叫醒。偶爾醒來，眼皮也是千斤重，又闔上眼繼續昏睡，一直到三、四天後藥劑打完才清醒。此時白天噁心嘔吐一個接一個而來，晚上則因症狀減輕，精神極度亢奮，經常三、四天無法闔眼入眠。白天噁心嘔吐來折磨，漫漫長夜睡不著更是痛苦，只好找書來看。

愛妻是金庸武俠小說迷，早就建議我不妨看看當時正風行的武俠小說，我對武俠小說的天馬行空不感興趣，人在生病時對花腦筋的書看不下去，反正看武俠小說不花大腦，姑且看看再說，不料，一看就著迷，居然可以三天三夜不闔眼，像吃了興奮劑一樣精神特別好，連護理師都感到驚訝，視我為奇人，但也告誡我要好好休息。此後只要化療，不必花腦力的金庸武俠小說就手不釋卷，成為排遣時間與暫時忘記痛苦的良藥。金庸武俠小說全集，就在化療期間很快看完。

極度亢奮過後，精神耗損變成極度疲勞，但同樣的也是晚上睡不著，只好請住院醫師開安眠藥。吃一顆並沒有發揮作用，增加為兩顆，結果半夜尿床，很不好意思，在連續幾天半夜尿床後，我寧可睡不著也不敢再吃安眠藥。除了尿失禁外，吃安眠藥還有更可怕的副作用。有一次在半睡半醒精神恍惚時手在空中亂揮舞，愛妻問我在幹什麼，我說看到不乾淨的東西。又有一次半夜迷

迷糊糊起床，自言自語說家中有急事要立刻趕回家處理。那天夜晚是女兒在照顧我，被我突發的舉動嚇了一跳，一頭霧水，找來護理師也發現我言行舉止異常。還好在慢慢清醒後，發覺是自己像著了魔似的在胡言亂語，羞愧的回到病床上倒頭又睡，留下滿臉狐疑驚愕的女兒及護理師。

遭遇瓶頸的無奈

規律而間歇的治療進行到第八個療程，也就是一年四個月後，仍然無法獲得緩解。所謂緩解就是引導性化學治療後，讓骨髓恢復正常功能。此時的血癌細胞大約是原來的百分之一左右。接著鞏固治療期把殘餘的癌細胞消滅，使剩下之血癌細胞數目達到小於萬分之一的理想，並能維持一段較長時間甚至完全緩解。

郭醫師面色凝重的找我們夫妻誠懇詳談，說他已盡力，可以使用的藥劑均已派上用場，並且在化療處方上，已運用多種藥物不斷交互使用的複合式化學治療，仍不見起色。所用劑量之高令他感到心寒，不敢再提高，因為那會使我發生嚴重併發症及副作用，尤其對我的內臟會造成嚴重傷害。

談到可否做骨髓移植，郭醫師持保留態度，主要是我年紀較大，已經超過當時適合移植的年齡。最後建議我不妨先到北部更大的兩所公立醫院去診療。

懷著沮喪的心情，帶著郭醫師開立的病歷表，到某大公立醫院，事前請教過醫界的朋友，推薦了某位國內權威血液腫瘤科主任醫師的門診掛號。當這位主任醫師看了病歷後，就非常嚴肅的說：「長庚醫院醫師已經很高明，他們沒辦法醫你，我們醫院也沒有辦法醫你。」並表明為了慎重起見，先做骨髓穿刺檢驗再說。

一個星期後再次依約門診，醫師肯定的說，無法醫治，並拒絕安排住院治療。我原本的一線希望也破滅了。最後醫師建議，在不久前台灣醫學界曾邀請大陸上海某醫科大學血液科名醫來台演講，提到大陸有新藥對血癌治療效果很好。要我自費親自到上海向這位醫師購買藥劑，並帶回台灣到醫院施打，我們夫妻倆表示要慎重考慮一下。

我們夫妻到候診室討論，認為此舉無異於當其試驗的白老鼠，風險相當高(後來打聽才知道，所謂新藥是含有劇毒的砒霜)。我們夫妻共同認為不到最後關頭不輕意接受。不久後醫師到候診室問我們是否同意，我們的答覆是暫緩一段時間再說，醫師面帶慍色，很不屑的對我說：「你很快就會復發。」並悻悻然離去，再也不理會我們。

之後我心中一直對這位醫生有怨。直到多年後當我學會反面思考問題時，還真感謝這位醫師，如果他硬留我住院治療，可能就沒有爾後抗癌成功的我。

同是病房罹癌人，相逢何必曾相識

在化療住院期間曾經與同病房的曹先生成為無話不談的病友，他年輕風趣人長得帥，學識淵博，外文又好，很多實習護生空閒時常愛找他聊天。不久後我們各自轉到不同病房，有一天他來看我，說我以前在東引外島任職政戰部主任時，有一位預官曾經是我的部屬，而且曾經受到我的重話責備，現在也不幸罹患白血病，曹先生問我是否願意看他。

這位預官我印象特別深刻，其實在部隊管教，我著重在下級主官（管）的言行，我脾氣再不好，一般來說，對基層預官與士兵我是很少說重話的。而這位預官林少尉是奉派支援到東引國中小學的數學老師，有一天在國中小學下課時遇到他未穿著軍服上課，先是提出警告，要他穿軍服上課。他反駁說穿軍服不會受到學生尊重。我當場責備他並糾正他錯誤的觀念，穿著軍服應該是值得驕傲與光榮的，並表示再看到他穿便服上課，會立即要他歸建，並換人支援上課。

結果不到一個月，再次看到他仍穿便服上課，我立即下令要他歸建。當時的何校長帶著師生的請求來說情也無濟於事，反被我拒絕而紅了眼眶。其實穿不穿軍服見仁見智，軍中也沒有法令規定，可以說穿與不穿軍服，在當時我說了就算規定，在軍中講求的是服從與紀律，我當時只是看不慣他的態度而有所責難及處分。對他的自尊心以及對校長與他授課的學生何嘗不是一種傷害，只是當時我不會反省自己，總以為自己理直氣壯。

八、九年後這件事情我早已忘記，經曹姓病友提及，我直覺的認為當時是我錯了。對他來說當時的恨，可能永遠記在心裡。於是我請求曹先生帶我到他的病床前向他鄭重道歉，還好他深具雅量不計前嫌而與我握手言歡。看到他受到病魔的摧殘比我還嚴重，令人疼惜。之後我們在住院的兩、三個月期間相互加油打氣與祝福，但很不幸的，他受不了化療藥劑副作用折磨，早一步離開人世，我感到非常難過。這件事讓我在生病後，對過去所做的錯事，開始有了懺悔心。

第三章

緩解期間的大轉折

貴人的及時建議

在醫院治療遇到瓶頸無以為繼徬徨無助時，想起住院時，有位熟識的母校藝術系魏立之教授，曾到醫院探望，並建議我吃有機蔬菜汁（事後才知道是當時正在風行的生機療法之精力湯），以強化免疫功能。當時只是姑且聽之，並沒有認真思考，總以為那是無稽之談。

在正統西醫束手無策下也只好死馬當活馬醫，於是夫妻倆前往魏教授家再度請教，魏教授伉儷非常熱心的指導我們有機蔬菜湯的做法，並送我一卷由國際知名的癌症研究專家雷久南博士演講的有關身、心、靈全方位抗癌的錄音帶。

早在罹癌的前一年就想體驗田園生活，於是與朋友一起報名參加在住家附近，由龍潭鄉農會主辦的「市民農園」，在那裡租了一小塊農地，做一個現代農夫，自此每日利用晨間或下班後到農園種植有機蔬菜。在生病住院期間，因農園一直有朋友幫忙照顧，所以真正的有機蔬菜取得沒有問題。在決定喝蔬菜汁後，每天都會到菜園採取新鮮菜葉，先採取獲得容易，蟲不愛吃的地瓜葉、紅菜葉、角菜（珍珠菜）、川七等任選三至五樣加上蘋果，用果汁機打成汁，每日早、中、晚餐前各飲五百毫升以上。

在聆聽雷久南教授的錄音帶後，又到當時方興未艾的有機健康食品專賣店，選購有機健康食品，並買了姜淑惠醫師有關現代人健康之道的生機飲食觀念錄音帶，回家認真聆聽。

勵行生機飲食療法

約一個半月後，我還是回到長庚醫院請求郭醫師繼續治療。當骨髓穿刺檢驗報告出來後，郭醫師非常驚訝，因為我的癌細胞已經降到緩解的標準。郭醫師問我吃了什麼藥，我表示已經開始嘗試生機飲食。郭醫師肯定生機飲食能增強身體的免疫功能。不過他也認為最後一次的療程，使用的化療劑量非常高，也有可能是藥劑的抑制作用。

不論如何，我已初步感到生機飲食給我帶來最後一線希望，更讓我身心感到健康喜悅。於是決定改變飲食觀念，勵行生機飲食。

為了進一步了解及研究生機飲食，於是開始認真蒐集有關資料。如譯自美國的《新世紀飲食》，作者是約翰．羅賓斯（John Robbins），此人帶有傳奇性色彩，他不要父親的「冰淇淋王國」事業，與妻子到孤島回歸七年自耕自食的簡單生活。另外也是譯自美國，由一位在加州默默耕耘廿年的大自然農夫鮑伯．肯那德（Bob Cannard）所著的《新世紀農耕》。此外，漢聲雜誌社出版的《有機報告壹：有機蔬菜》、《有機報告貳：自然農法》、《有機報告參：日本MOA的自然農法》三本書，以及由學貫中西醫的姜淑惠醫師所倡導的健康之道的理論與實踐，加上由身上割掉很多器官的抗癌奇人李秋涼女士以「生機換生機」的現身說法等，均帶給我很多啟示。但我也陸續看到很多對生機飲食持保留態度的論調，甚至有關負面的報導等，同樣也讓我不敢掉以輕心。

最後我綜合國內、外倡導生機飲食的理論與實際，以及對生機飲食存有的疑慮與非議，再三斟酌考量之下，朝以下認知去勵行實踐：

- 勵行生機療法，但不放棄正統醫療。
- 當白血球達到一定的數量時（三千/毫升）才採行生食。
- 健康素食必須重視「均衡」飲食，是為健康而食，非因信仰因素諸多避忌而食。
- 不適合生食的蔬菜，不輕易嘗試。
- 生機飲食必須注意安全，重視衛生，生食的蔬菜絕對不使用農藥及化學肥料，而且是不受污染沒有蟲害，特別是不能有蝸牛爬過的蔬菜，最好是自己種植吃得安心的蔬菜。

有了以上認知後，我當機立斷將飲食習慣做了一百八十度的改變。

從市民農園到空中菜園

市民農園源自德國，德語是Kleingarten，原為小花園、苗圃的意思。原是由一位精神科醫生史威伯博士（Dr. Schreber）所創導的醫療方式，它讓飽受工業文明所帶來的工作壓力以及身體因缺乏運動與休閒，導致百病叢生的都會區居民，有一塊可以親近泥土、擁抱自然的休閒地。並且做為病人甚至一般居民種植蔬果，蒔花弄草，勞動流汗，享受耕耘收穫樂趣，並分享經驗及成果，聯絡情誼、促進互動的場所。這種方式對於醫治現代人因身心的壓力所帶來的疾病，有意想不到的功能。

史威伯博士的智慧，讓德國的市民農園受到世界各先進國家的仿效。歐洲很多國家為了國民健康及生態環境保育，訂定很多休閒及休養計畫來推動。將過去純以醫療及生產的市民農園，轉變為一種生活方式與生態保育的市民活動場所。善於模仿創新的日本，學習德國的市民農園更有「青出於藍而勝於藍」的成就，尤其在「住宿型的市民農園」的推動上，近年來的發展比之德國絲毫不遜色。成為日本深受歡迎並蔚為風氣，體驗親近自然與泥土的田園生活。

台灣從一九九四年開始參考學習德國與日本的市民農園經驗，在農委會主導下，各鄉、鎮、市農會陸續推動展開。在罹癌一年多前，因緣際會之下，與朋友報名參加由龍潭鄉農會所承租農地規劃經營的市民農園，展開與自然泥土接觸，享受田園樂趣的生活。

雖然農會定期派專家至農園講習，主要重點放在病蟲防治及肥料使用。當時我就堅持原則，既然要種就要挑戰高難度兼顧營養、安全、衛生、無污染、具有原味的有機蔬菜種植，所以堅決不使用農藥及化學肥料。

很不幸，一年多後我罹患血癌，農園由好友幫忙種植，當癌症治療遇到瓶頸醫院束手無策，開始以生機療法當最後一線希望而勵行生機飲食後，每日往返市民農園耕種，並採擷菜葉供調製精力湯食用，因菜葉需求量大，自己種植的不夠供應，農園的朋友們非常熱心的提供，所以菜葉獲得不虞匱乏。

病情緩解期間，我重新思考，市民農園政策雖好，但農政單位並沒有好好規劃執行與有效管理。如部分承租戶「三天打魚，兩天晒網」。結果農園雜草叢生，最後任其荒蕪。農園無良好的排水溝渠，致大雨後排水不良，滿地泥濘，種植的蔬菜被水泡爛。加上公共廁所乏人管理又髒又臭，園區到處是積滿酸臭污水的大大小小容器。處處堆置等待發酵、分解做為有機肥料的牲畜糞便，造成蚊蠅滋生、蛇鼠肆虐。隨著農園環境越來越惡化，讓我原本的興致也隨之遞減，最後連到農園都視如畏途。

後來，我嘗試在住家透天厝三樓半的露台，使用保麗龍魚箱種植蔬菜，沒想到效果出奇的好。於是跟愛妻商量將廿餘坪的四樓頂改建成空中菜園，雖然所費不貲，但為了健康以及免除每天必須開車往返一個多小時到農園忍受日趨惡化的環境，還是相當值得的。

當頂樓空中菜園做好後，我先到魚市場陸續蒐集兩百多個保麗龍魚箱。雖然我曾經看到報導保麗龍箱有可能釋放毒素，不能做為種植蔬菜的資材。但我查看過很多資料，並沒有直接證據顯示在常態下保麗龍箱會釋放毒素，更沒有看到報導說植物的根會吸收它的毒素。

找好魚箱後才發現它直接放在樓板地面，會造成底部積污水並造成排水與通風不良等缺失，於是又買了空心磚墊高。如何取得乾淨無污染的土壤，是種菜最重要的課題。森林下面充分分解的腐質土壤，未受污染又富含有機質，是最好的種植土壤，可是在都會區要大量取得，談何容易。此時，看到附近人家將平房拆除改建為透天厝，正在挖地基，挖出的紅色土壤是早期磚窯場做成紅磚的最好土壤。這些土雖然乾淨無污染但黏性高，排水不良加上幾乎不含有機質，根本不適合種植，但我還是大膽嘗試，花好幾天的時間一袋袋提到四樓樓頂。

正好此時桃園縣農業改良場，在縣府廣場舉辦有機蔬菜種植示範。我在參觀後看到由農改場輔導縣內頗具規模，生產豌豆苗的「福田農場」，利用其採收豌豆苗後廢棄的豌豆頭，加上其他資材研發出的「桃農介改二號」介質土，種出非常健康漂亮的有機蔬菜後，我就決定先到「福田農場」參觀。

在農場主人詹姓父子熱心指導下，購回介質土與原本黏稠透氣不佳的紅土以及建築用的河沙，按比例攪拌改良，成為鬆軟透氣的種植土。

同時在空中菜園保留部分空間做為蒐集自家及左鄰右舍的廚餘之用。並在保麗龍魚箱中，以一層種植過後的土壤，一層廚餘的方式堆滿後放置一旁，讓蚯蚓及微生物去慢慢分解。四、五個月後它又成為肥沃乾淨的種植土壤，如此箱植土壤在不斷更替後，不到半年就變成非常鬆軟且富含有機質，無論透氣性或物理性均佳，是最適合種植的有機土壤。

自此以後我種植的蔬菜，棵棵健壯翠綠，很多慕名而來的參訪者，看到我的成果莫不嘖嘖稱奇，尤其看到一個保麗龍魚箱竟然能種出廿多斤的大冬瓜更是驚訝！

第四章

復發惡夢危機變爲轉機

復發惡夢

主治醫師早有警告，成年人白血病接受化療緩解後遲早會再復發，所以在緩解期間每個月都要戰戰兢兢回長庚醫院門診追蹤檢查，主要是做骨髓穿刺檢驗。一年多來每次回診檢驗報告都相當正常。雖然知道復發的機率非常高，但我多麼盼望能夠永久緩解遠離癌魔。

不幸的，在緩解一年四個月後，每個月的檢驗報告結果越來越糟。郭醫師要我再住院接受治療，並告知又有幾種新藥可供醫療用。

心情再度陷入谷底，又要開始接受那令人喪膽且遙遙無期的化學治療。雖然在緩解期間體能已調養到最佳狀態，但想到那像人間煉獄般的痛苦折磨就不寒而慄。想逃避治療尋求另類療法，但心裡明白，其他癌病或有可能有少數的奇蹟出現，而急性白血病若不趕快積極治療而延誤時機，病情會迅速惡化造成無可補救的遺憾。

帶著沮喪的心情又回到醫院繼續接受一次次的痛苦化療。除了把生命交給醫院及醫生外，我已六神無主，無奈又無助的等待死神召喚。

愛妻明智的建議

此時愛妻適時提議，不如到山上找一塊地，遠離塵囂自耕自食。管它還能活多久，只要多活一天就多賺一天。

早在四十多年前「年少輕狂」的時候，曾熟讀一首深具禪意的佛偈：

淨洗濃妝爲阿誰，子規聲裡勸人歸。
百花落盡啼無盡，更向亂峰深處啼。

在少不更事的當時，居然對此佛偈若有所悟，時常想到將來職場退休後，總有一天要歸隱山林過著現代陶淵明的生活。可是退伍後被名韁利索羈絆，直到癌魔纏身，身心受到重創，在愛妻的提議下，冥冥中好像聽到亂峰深處子規鳥的聲聲呼喚，才做了歸隱山林，投入大自然懷抱的大膽決定。

於是在兩次化療中的休養期間，開始尋尋覓覓適合的山林地，心想不管還能活多久，我無懼於復發後隨時有可能向閻王報到，一心只想死也要死在大自然的懷抱中。

由於當時農地只有自耕農身分才能購買，我不具備自耕農身分，只能購買林地。而我理想的山林地條件是最好還要附帶建地，加上要有充足而乾淨的水源及秀麗景觀、交通便捷、價格公道等條件，能符合這些要求的山林地少之又少。足跡遍及台北縣、桃園縣、新竹縣甚至遠到苗栗縣的淺山地區，結果找了一年多仍然沒有中意的山林地。

以書療傷止痛

住院期間為了打發時間並可暫時忘記痛苦，先是看不花腦筋的金庸武俠小說，等他的全集看完後，選擇李敖的全集來看，李敖的著作過去大部分是被查禁的，尤其在軍中更被視為異端邪說，其人也被看成是洪水猛獸，避之為恐不及。隨著解嚴開放，他的著作一時洛陽紙貴，我選擇看他的著作是因心情鬱悶沮喪，不在乎他是否文如其人，他的很多觀點我不敢苟同，只因病中看他的書不必花太多腦筋且能讓人精神亢奮，看他罵人罵得淋漓盡致真是痛快，也消解我生平諸多恨事。

真感謝金庸及李敖兩位先生的大作，陪伴我度過住院化療期的痛苦療程，但看他們的大作雖然越看越引人入勝，但看完了什麼也不記得，除了忘記暫時的痛苦外並沒有給自己帶來積極的啓發作用。

就讀研究所的女兒，把她所學森林資源保育所購的諸多相關參考書籍看過後搬回家中。這些書籍正是我要打造現代桃花源的入門書籍，特別是有關環境保護生態保育方面的書籍。女兒知道我在找山林地，準備打造理想山居庭園，送了一本最實用的參考書給我，書名為《生機花園》，副標題為「與野生動物共享的花園觀」，是由美國著名的作家莎拉·史坦因（Sara Stein）女士所作。

這些書籍後來都給我帶來很大的啓示，指引我在山居歲月中打造理想的生機花園，幾乎沒有走偏方向及發生重大錯誤。讓我的生機花園真正成為人人稱羨的衆生天堂，我們夫妻更被視為神仙眷侶。

主治醫師正確判斷，大膽的建議

復發後第三個療程的化療期間，有一天郭醫師在例行的巡視病房時，改變了先前的認定，問我是否願意接受骨髓移植。他表示，以我五十三歲做移植年齡是高了點，在當時受限於醫療技術，通常最高齡也只是四十出頭，雖然長庚醫院當時還沒有對那麼高的年齡做過移植，但在美國，身體狀況特別好的，有五十歲以上的成功移植紀錄。

郭醫師長期以來細心觀察我的身體，對承受化療之痛苦與副作用有著天賦異稟的能力，以及超強的抗癌意志，夫妻及兒女們更能同心協力全面配合。原本因年齡過高不列入考慮的骨髓移植，重新評估後對我有了充分信心，所以願意為我做周邊血液幹細胞移植。而且他也明確的表示，唯有如此才有治癒的機會。

我立即向郭醫師表示同意接受髓植，郭醫師問我有沒有兄弟可供捐髓，我表示有哥哥及弟弟。郭醫師要我們跟兄弟商量後，安排比對。於是我們夫妻先找較年輕、健康狀況良好的四弟及弟媳商量，他（她）們都很高興慷慨的答應願意捐贈骨髓，於是一起依排訂的門診時間至長庚醫院做抽血配對檢驗，結果是白血球抗原相合，可以捐贈。我真是非常幸運，就算是兄弟姐妹，也只有四分之一的配對成功機率。

危機變轉機

我沒有任何宗教信仰，可是在此時，我相信冥冥之中必有主宰，我不斷向上天懺悔我這一生的罪過，祈求上天原諒我並救救我，我向老天發大願，如能讓我起死回生，絕對會將有用的餘生投入利益眾生之事。當然老天是不會直接回應我，甚至還不斷加重對我的磨難與更艱苦的考驗。可是說也奇怪，從此以後我只要陷入低潮，遇到挫折，面臨危機時，似乎有一股能量指引著我，或激發我的潛能，或給我智慧，或是貴人來相助，最後也都能讓悲觀變為樂觀，使逆境成為順境，甚至化危機為轉機。一直到廿年後的現在，不同的時間，不同的階段，仍會有貴人及時相助，而且也都被不可思議的力量巧妙安排，心志潛能也不斷的被激發。

現在回想起來，我不知道這樣引用孟子說的話，來說明我所受的困頓與轉機是否恰當：「故天將降大任於是人也，必先苦其心志，勞其筋骨，餓其體膚，空乏其身，行拂亂其所為；所以動心忍性，增益其所不能。」而「天將降大任」並不是所謂救國救民的重責大任，我也不是那塊料。我想老天爺只是要我做些有益於世道人心之事，就算我只是個微不足道的小人物，老天也不會放棄，更要以各種磨難來激發我的心志，增強我欠缺的能力來服務眾生。

第五章

骨髓移植病房的春天

從猶豫徬徨到當機立斷

當我表示願意接受骨髓移植後，其實內心還是很矛盾，反而讓我猶豫不決，因為先前同病房熟識的一位病友在移植時不幸發生嚴重感染而過世，也有一位病友骨髓移植後再度復發。加之病友們口耳相傳，骨髓移植成功率不但不高而且苦不堪言，因而對移植產生恐懼心理。

曾有打消接受移植的念頭，並想到近四年來的化療雖不曾完全緩解，但也「苟延殘喘」一段時間，只要能夠活下去，化療再苦我也願意承受，何況在醫學發達的今天，等待新藥的出現或發現新的治療方法，我還是有機會治癒的。

當我把想法告訴郭醫師，經他深入剖析：「化療雖可暫時抑制癌細胞延遲復發時日，但能夠使用的藥物均已重複配合使用。而新的藥物從國外先進國家臨床試驗，經過嚴謹的證實其療效及安全，再引進國內，還有一段漫長的時間，能否等到那一天還不知道，何況隨時都有可能復發，嚴重時就像山洪暴發，來勢洶洶，屆時只有束手待斃。而造血幹細胞移植的醫學技術已非常成熟，能使白血病的病人見到光明，移植本身是相當安全的，大部分問題是出在合併症與副作用。」

骨髓移植做與不做，幾經掙扎。此其間又有一位曾是同病房的病友不幸過世，給我很大的警惕作用。當這位年輕病友在病情緩解時，醫師建議他做骨髓移植，可惜受到家屬反對而作罷。而且陷入尋求另類療法的迷失，到處求神、問卜、找祕方，結果病情惡化，延誤時機。等再回到醫院治療想要做移植時，已經沒有這個機會而一命嗚呼！

慶幸我還有治癒的機會，應該好好把握住這個「稍縱即逝」的時機，也許錯過這個良機，很可能我就會步入上述病友的後塵，於是下定決心勇敢接受這個破釜沉舟的背水一戰。

移植前的周密檢查與準備

決定骨髓移植在復發後的第四個療程期間，先培養好足夠的體能，以承受進入無菌室病房嚴厲的挑戰。住院後先做一系列的各部器官功能檢查，包括血液生化、口腔X光、心、肺、肝、腎臟等。其中口腔X光檢查發現，左右兩邊智齒長出後就斜躺在牙床上，被牙齦包住，外觀是看不出來的，因擔心在骨髓移植時，智齒萬一突然長出來形成腫脹的外傷，有可能帶來嚴重感染而影響移植安全。醫療團隊經過討論，要不要先開刀拔除，各有不同意見。

我雖然尊重專業，但認為幾十年來它都靜靜躺在牙床上，不太可能在移植期間突然長出，何況開刀拔除，留下的傷口也極易受細菌感染。最後經醫療團隊審慎的考慮決定不開刀，我好高興，至少可免進開刀房受一刀之苦。

為了方便在移植病房注射各種藥劑，除了原已裝置的人工血管外，此時也完成右心房導管裝置，以利移植時注射藥物和血液製品或抽血檢驗。

移植前再經過郭醫師、謝素英老師及社工師曾文玲小姐，在百忙中撥冗分別與家人多次懇談，除加強病人及家屬心理建設外，並詳細介紹骨髓移植整個療程，與可能發生的合併症與副作用。尤其是謝素英老師連續幾天巨細靡遺的說明、講解及先期指導開放性右心房導管傷口的消毒等，以利出院重返家園的後續自行護理工作。

在進入骨髓移植病房的前三天，先接受每天上、下午各一次共計六次的合併全身放射線照射治療，以摧毀骨髓免疫系統和癌細胞，完成放療後，在醫護人員聲聲祝福下到骨髓移植病房報到。

此時心情真是百感交集，愛妻與女兒早在與謝老師及曾社工師懇談時就淚眼汪汪。軍人的氣質教育，早已讓我養成「打落牙和血呑」的硬漢個性，走在前往移植病房報到的長廊上，很少掉淚的我終於忍不住而淚眼涔涔。應了「男兒有淚不輕彈，只是未到傷心處」這句話。與癌魔長期抗戰了四年，身心受盡痛苦折磨，能不能打贏這場抗癌戰爭，就在這最後一搏。成敗難料，生死未卜，大有「風蕭蕭兮易水寒，壯士一去不復返」的感慨。

無菌室病房的春天

在進入移植病房前先在通道口，做基本的消毒及穿上防護衣，進入病房後受到我的主護溫玉娟小姐，及全體值班護理師的親切招呼與照顧，讓一個重病病患在這裡，第一個感受是受到重視的尊嚴，令人感動。

隨後在主護協助下做優碘泡澡浴，完成全身徹底的消毒，浴畢立即進入無菌室。無菌室是一個密閉房間，約有五、六坪大，除病床外包含衛浴、電視、書桌、健身腳踏車及空調設施等，並有電話可對外聯絡，容許家屬一人早晚兩次全身消毒穿上防護衣後進入探視。

在無菌室休息一天完成各項準備後，再接受兩天超高劑量的化學藥劑注射，其目的是配合先前的全身性放射治療，消滅身體內殘存的癌細胞，或致病病原細胞和抑制病人免疫系統，將空出的骨髓腔空間讓給新的骨髓和幹細胞，並預防外來輸入的骨髓細胞受到排斥，重新建立病人的造血功能及免疫系統。

進住移植病房的四天前，四弟也進住醫院先接受每天兩次皮下注射生長激素，最後在大腿內側大動脈內置入雙腔導管，以幹細胞分離機做造血幹細胞收集，共收集了兩天，每天約三、四小時。做法有如一般的捐血。收集完成後隨即送至無菌室像輸血一樣，由心導管輸入我的血管中。

拜醫學進步之賜，複雜的骨髓移植技術，運用於病患身上竟如此簡單。至於，輸入的幹細胞是如何進入骨髓腔？如何重新建立病患的造血功能及免疫系統？當然我們一般人是無法得知其奧妙的。

超高劑量化療與放療共同引發的副作用

在無菌室完成造血幹細胞輸入後，約有兩週的時間是四年來整個療程中最艱苦難熬的日子。必須承受放療、化療及所給藥劑的各種副作用，除噁心、嘔吐、腹瀉外，還有口腔、牙齦、喉嚨、鼻腔、食道、肛門的潰瘍與疼痛，並且出現發燒感染等嚴酷的痛苦考驗，以及全身皮膚乾裂不斷脫皮，尤其是手掌、腳掌薄得像吹彈可破一般，連推點滴架或在室內走動，手掌及腳掌都有可能起水泡。而血小板數量降低造成皮下出血甚至擔心有腦出血的可能。

有時痛苦是一個接一個連番折磨，有時是幾個痛苦同時肆虐摧殘，再堅強的病人也很難忍受這種像地獄般的折磨痛苦。

此時醫護人員最是辛苦，一天三班的值班護理師，必須定期不斷的仔細檢查體溫、口腔、肛門以及全身每一吋皮膚。至今回想起來，仍餘悸猶存的是，因為鼻腔黏膜已被嚴重破壞，每次呼吸，鼻腔內就如同刀割針刺般痛苦，還不時流出鼻血。偏偏這時候又容易鼻塞，嚴重時完全無法用鼻腔呼吸，被迫改用嘴巴呼吸，結果喉嚨同樣受到傷害，加上無菌室長期空調排出的乾燥空氣更助長鼻腔、口腔乾裂所造成的劇痛，喉嚨鼻腔不斷滲出血絲。

雖然護理師用氧氣罩加水噴霧使吸入空氣變濕潤來改善，但效果不大。最後醫生開了通鼻劑，但只能維持短暫藥效，通鼻劑噴得越頻繁，效果越差，反而帶來排尿變遲緩的副作用，上廁所半天排不出尿，這種現象持續約四至五天之久。

醫療團隊的全程關懷

長庚醫院骨髓移植病房成立於一九九四年。成立之前由王博南醫師啣命負笈美國學習骨髓移植最新技術一年，返國後精心規劃成立骨髓移植病房，從無到有並進步到目前堪稱國內數一數二的規模。而王醫師更積極培養院內骨髓移植醫師，並成立醫療團隊，在移植病房成立五年多後，我有幸遇到技術成熟、經驗豐富、救人無數的醫療團隊。

在無菌室病房接受移植期間，每日由王博南、郭明宗、林棟樑三位主治醫師輪流查房，他們都非常關心我的病情，並不斷安慰鼓勵加油打氣。而我的主治醫師郭明宗更是關心我，記得有一個星期天醫生應該是休假日，郭醫師來到我的病房探視，我感到很意外，他表示因為我正處於關鍵時刻，必須多加留意。

能遇到如此關心病人的良醫，真是幸運，他們的大恩大德，讓我和家人銘諸肺腑。

活觀音的慈悲心懷

骨髓移植病房成立前，任教於長庚技術學院的謝素英老師，亦奉派至美國學習髓植醫護理技術，學成返國後在移植護理上，建立各項完美的制度與規定，親自策劃、教育、訓練、督導並實際參與醫療團隊工作。她學有專精，術德兼備，並將最可貴的青春歲月，無私無我奉獻在建立制度，作育護理英才及照顧病患上。

她不僅是主治醫師的得力助手，是護理工作人員的良師，更是指引病患及家屬的明燈。每位病患及家屬對謝老師在移植前的療程介紹、心理輔導及協助完成各項身體檢查，移植中的安慰鼓勵，以及完成移植出院後的居家護理先期教導與叮嚀告誡，居家護理期間病患及家屬遭遇問題，電話請教的熱心回答指導，都相當感動。而她特別注意定期回診的檢驗與檢驗結果報告，若遇到無法當日得知的檢驗報告，如有安全顧慮的也會電話告知。對她視病猶親的服務熱忱，所有病人及家屬無不交相讚譽感恩戴德。

在無菌室接近康復時，有次她利用帶實習護生的課餘機會來病房探視，當時我感動莫名，在淚眼模糊中豎起大拇指，直誇護理師們服務病患的愛心與熱忱真是了不起，她也豎大拇指謙虛的回敬我，認為我年紀已過半百，面對頑強癌魔仍有高昂鬥志，老而彌堅可敬可佩，的確是所有移植病患的模範生。

多年過後我才知道，謝老師這些工作，完全出自她教職以外的義務性熱心指導與幫助，謹藉此機會向她致上最高敬意。

另外也要特別感謝專業護理師尤美雲小姐，在醫學大樓血液科7C及7D病房住院期間，每次郭醫師巡房她幾乎都要陪同並記錄，所以對我的病情瞭如指掌，每當病情惡化，情緒沮喪或關鍵時刻以及重大節日時，無論在家休養或住院治療，她都會當面鼓勵或收到她自製的祝福卡片以及手機留言祝福，真是令人感動，心情也跟著好轉，而且更堅定的要活下去，以不辜負關心我的醫護理人員。

天使在人間無私奉獻

骨髓移植病房的無菌室位在醫院大樓內長廊盡頭，給我第一印象是冰冷、孤立、狹窄、封閉、晦暗而無情的。實際上因為有了護理師們——包括我的主護玉娟以及杏宜、蕙瓊、美蓮、梅芬等——廿四小時輪番以愛心、耐心，無微不至的照顧，才讓病房充滿無限溫情與盎然生機，她們真是上天派來的天使，給我這位瀕臨絕望的病患帶來希望。

在與護理師閒談中，我非常讚美她們待遇不是很高，卻心甘情願在移植病房服務病患。她們比一般病房的護理師要付出更多的時間精力，還永遠帶著天使般的慈祥面孔，做些更細心更複雜、繁瑣的護理工作。

她們把病患當成自己親人一樣來關懷，甚至比慈母還付出更多的愛心、耐心來照顧病患。即使對一些受不了痛苦折磨而不願合作的病患，也從未看到她們面帶難色的去責怪病患。她們更了解病患所受的痛苦，不時給予安慰、鼓勵，這是我一生當中所見各大醫院絕無僅有的。

好幾次因化療、放療的副作用，讓我頻頻腹瀉，有時還來不及到廁所就瀉在床上，當羞愧的請護士來處理時，只見護士笑容可掬的說這是正常現象請我不要難過，並動作熟練的換好新的床單。對她們的愛心及敬業讓我留下深刻的印象。

室內運動防止器官萎縮

無菌室中每天病人的必要功課是做各種室內運動，如吹氣球運動，血小板高於兩萬時騎健身腳踏車，以及推點滴架在室內來回走動，即使身體疼痛與不適到了極限也不容怠惰，而且每次運動完成後都要親自填寫紀錄。護理師對不願配合的病人叮嚀，絕不會心軟，因為這些運動對病人健康及預後非常重要，可避免心肺功能與肌肉萎縮。

記得同時在無菌室做移植的隔壁病房廿多歲年輕病友，因身體不適只想安靜躺在病床上休養，抗拒做運動，護理師再三叮嚀催促，他仍然無動於衷，後來護理師請我這位老大哥病友打電話勸他，他才勉強起床做運動，可惜這位病友出院不久後因合併症不幸過世。

多年後看到報上刊載，曾經做骨髓移植的一位女性病患相片，因肺功能萎縮，身體非常虛弱，骨瘦如柴對她已不是形容詞，體重只剩廿多公斤，預後狀況非常差。

還好我在無菌室就算再痛苦也一向主動做運動，從未讓護理師督促過。我的主護溫玉娟小姐曾經告訴過我，當護理師們知道有位高齡移植病人後，都很害怕照顧我，她們的共同想法是年紀大的病人一定是脾氣不好，難以溝通，尤其是要求做各項運動時會不願配合。結果我這位骨髓移植的高齡病患出乎她們的意外，不僅配合度高而且從不讓她們操心，最後更成為移植病房的模範生。

有願最美，希望相隨

骨髓移植前我已在苗栗縣南庄鄉買好山林地，並完成整地工程，準備移植後就到山上蓋房子，並舉家搬到山上隱居靜養。

在活過今天不知有沒有明天，忍受化療、放療副作用的極端痛苦期間，我有別於一般病人只是無奈的等待奇蹟出現，我是一心一意只想著到山上築夢造園。因此我帶了很多參考書籍——尤其是台大教授韓選棠博士著作的「建設富麗農村」系列書籍——在病房中仔細研究。特別是在無菌室骨髓移植進行到第三週時，植入的造血幹細胞開始發揮造血功能，紅血球、白血球、血小板數量快速增加，而各種藥劑的副作用逐漸減輕，身心也開始舒暢，此時播放森林交響樂曲，看著如何打造山居夢想房屋及庭園的參考書籍，心中充滿願景，所謂有願最美，希望相隨，我早把死生置之度外。

美食當前味同嚼蠟

愛妻原本十多年前就有汽車駕照，但一直不敢開車上路。在我接受第二次化療期間，為了照顧我，必須醫院家庭兩頭兼顧，只好請鄰居大男孩教她開車上路，熟練後只要我到醫院門診或住院都由她開車，特別是骨髓移植期間，她每日一至兩次開車到醫院探病。

在移植進入第十八天，血球數量接近正常值時，醫師即宣布解除在無菌室中的管制，可以自由進出至空間較大的髓植護理工作站走動。此時醫生也開始要求恢復自行進食，在這之前是靠注射營養針劑，來維持身體所需要的養分。

因為長期未進食僅接受營養針劑維生，身體早已沒有飢餓感，而口腔潰爛引起的疼痛又未完全康復，噁心感仍在，加上味蕾分辨不出味道以致毫無食慾，就算勉強吃一點，也是食不下嚥，但又不能不吃。因為能不能出院，完全要看進食的量，必須經護理師計算達到一定的營養標準量後，醫生才會宣布概定出院的日期。

此時愛妻最是辛苦，每日中、晚餐必須在家中按營養師規定做絕對衛生、營養的食物，尤其又要兼顧食物的美味，開一個多小時的車程，送到醫院。愛妻原本就是烹飪高手，家人能一起吃她做的菜，是最溫馨幸福的，可是這時候卻是味同嚼蠟。可是，不吃不能出院，這一生中，這幾天勉強吃飯成了最痛苦的事。

第六章

重返家園居家護理

居家環境清潔消毒——康復有保障

移植前謝老師先教導愛妻，如何做好居家環境的清潔維護，以利我出院後居家護理及休養。所以愛妻在我移植期間，利用空間將居家環境做徹底清掃與整理，尤其是透天厝的三樓，將是我出院後獨立的活動空間。為了防塵、防蟎，必須將書房、臥房、衣櫃間、衛浴室做徹底打掃並更新所有窗簾、床單、被套及衣服，忙了將近兩個多星期。

在血球數量達到最低的要求標準，自行飲食也逐漸恢復正常，醫生終於准許我出院回家。我算是非常順利成功完成髓植，在移植病房只住了廿二天，醫院當時的最短紀錄是一位年輕病友的廿一天。在醫護人員祝福下，重返溫馨的家園繼續做居家護理。

返家後因為免疫功能尚未恢復，必須徹底執行反隔離措施，除回院門診檢查外，足不出戶並謝絕一切訪客。愛妻此時更是辛苦，在一樓忙完家務照顧完子女後，必須換乾淨衣服才能到三樓，再單獨為我準備餐飲。而我使用過的床單、被套及衣服也要每天勤於更換清洗。

步行復健——戶外有藍天

出院後每日必須保持適量的運動，但也只能在室內走動活動筋骨，並持續做吹氣球運動鍛鍊心肺。

如此熬過三個月後，總算免疫功能增強，白血球數升到了三千左右雖然比正常值仍然是少一點，除避免到公共場所及人多的地方外，已經可以到戶外自由走動。

這段時間我選擇住家附近，車程來回不超過一個小時，如大溪白吉步道、頭寮步道、鶯歌的鶯歌石步道、三峽鳶山步道、石門水庫後池環湖步道及石門山步道、新埔九芎湖、箭竹窩步道……等等做步行復健。

當時正值春光明媚、鳥語花香的季節，能有愛妻的陪伴到戶外自由走動，呼吸新鮮空氣，享受藍天綠地自然美景，內心有著莫名悸動。因化療、放療後皮膚變成非常敏感與細嫩，不能直接晒到陽光。一個大男人連春天的晨間在和煦的陽光下，也要穿著長袖衣服與長褲，並戴上遮陽帽撐著陽傘，全身包裹密密麻麻，走在步道上常引來路人側目與異樣眼光，此時我不在乎別人的看法，只要對復健有利的我都樂於去做。

步行復健隨時要注意，左胸前開放性右心房導管開刀傷口的絕對安全，以避免病菌感染，所以速度要放慢走走停停，不能讓流汗汗濕傷口，否則就必須立即停止步行，迅速趕回家中洗澡後做傷口消毒，一次消毒下來必須花掉一個多小時，因導管的開刀口，距心臟才十公分左右，萬一傷口感染而發高燒，就要立即回長庚醫院急診，否則會有生命危險。

這也就是我用「步行復健」，而非「健行復健」名稱的原因。傷口消毒，是移植後每天沐浴完的例行工作之一，持續四個多月，不敢有任何疏忽。聽後來的病友說，他們是出院前導管就拿掉，少了麻煩也減少感染機會，真好！

既期待又怕受傷害——「排斥現象」

主治醫師曾告訴我，排斥現象是正常的，而且一定要有，但又不能太嚴重甚至危及到生命安全。所以骨髓移植完成出院後，最期待的是出現輕微的排斥現象，一般如口腔、舌頭牙齦腫脹潰爛、乾眼、皮膚紅疹發癢等等。但也最怕出現肺、肝功能異常等。我在移植出院後不到半個月，前胸及背後皮膚出現一大片紅疹，而且奇癢無比，舌頭也有輕微的潰爛，經回院門診郭醫師表示這是典型的排斥現象。主因是新的免疫功能已建立並排斥我原本殘存的免疫功能。

如果以成語「鵲巢鳩占」來解釋異體骨髓移植是最恰當不過的，移植目的就是要讓「鵲巢鳩占」，有排斥是正常的，而且理想的結果一定要「喧賓奪主」。主客在體內大戰也要速戰速決，否則陷入長期的游擊戰，那病人也得忍耐長期排斥帶來的痛苦與不適。與我同時做移植的病友三到六年後仍有排斥現象，如口腔舌頭潰爛、乾眼症等等。

其實醫學發達的今天，骨髓移植技術已不是大問題，能否順利克服排斥現象與感染才是關鍵，很多不幸移植失敗的病友，就是無法克服排斥與感染而離開人世間，真是替他（她）們難過與惋惜。

邁向康復之路——嚴重考驗才開始

順利完成骨髓移植出院後，原本天真的以為已經移植成功。其實最嚴酷的考驗才開始，這個時候除了要依照醫護人員的囑咐，確實做好居家環境絕對清潔衛生及持恆的必要運動，以避免心肺、肌肉功能萎縮外，至於感染、間質性肺炎與「抗宿主」嚴重反應等均具有致命的危險，而最怕的是癌細胞復發移植失敗，所以仍要戰戰兢兢小心謹慎。

我很幸運在骨髓移植後除了出院不久身上起紅點發癢的排斥現象，不到半個月就消失外，以後就沒有任何明顯的感染與排斥，因此醫生也沒有開立任何抗排斥的藥物。有些病人因長期服用類固醇抗排斥，而造成月亮臉、水牛肩的副作用。

隨著病情穩定，回醫院門診追蹤檢查也由最初的三天一次，改為一週，爾後依序延長至兩週、一個月、二個月、三個月、四個月到目前的半年才回院門診一次。髓植後十六年來每次檢查無論紅血球、白血球、血小板及血液生化的肝、腎功能與肺部、心臟功能檢查都非常正常，感謝幸運之神特別關愛照顧。

第七章

自我反思與檢視——找出致癌因子

儘管處在知識爆炸、科技突飛猛進的今日，醫學專家、病理學家不斷研究，可是到現在並未能肯定直接找出致癌因子，尤其是對白血病的成因，也只能列舉致癌的諸多可能病因。

我不能完全滿意他們的說法，同樣的生活環境別人沒有罹癌，偏偏癌魔選上我。既然專家無法明確病因，只好靠自己來檢視，因為只有自己才是最了解自己，於是從自己的成長背景與長期所養成的個性、情緒、思想觀念、行事為人，生活飲食習慣以及居住環境等等做全面且徹底的檢視。於是我把罹癌的原因按「遠因」、「近因」及「不明原因」三方面來檢討。

遠因方面

首先檢討自己獨特的成長背景，有太多的悲情層層積壓在內心深處，成為難以宣泄而嚴重斲傷身心的負面情緒與負能量。

其次是長期以來養成的個性與工作態度。在個性方面過於剛毅難以妥協，做人不夠圓融，難以溝通。自以為擇善固執、寧折不曲，別人卻認為是高傲不近人情，頑固得像糞坑石頭又臭又硬。既不是一個好主管，更不是一個好幕僚。在工作態度上做事急躁，要求立竿見影，事事圓滿、講求績效、一絲不苟，精力過旺，層出不窮的要求改進，以致部屬疲於奔命怨聲載道。個性與工作態度上，諸多的堅持，以致招怨招忌，部屬受傷害，自己也傷痕累累。

再則在飲食習慣上，長期以來食物不均衡，肉吃得多，青菜水果吃得少，甚至可有可無，愛吃垃圾食品的各種零食及常吃燒、烤、煎、炸的東西，甚至醃漬的食物以及過餐剩菜。體質長期接受防腐劑、有害色素及酸性食物毒害，豈有不生病之理。

近因方面

罹癌的前五年期間，工作態度上由滿腔熱血到滿肚子不合時宜，含淚帶怨離開軍中。在沒有好好規劃調適下急著找工作，加上不如意的事情接踵而至，情緒陷入低潮之際，病魔乃乘虛而入。

另外居住環境全面惡化，住家周邊工廠林立，四、五公里外，垃圾掩埋場經常自燃放出惡臭及有毒廢氣。住宅區內平房改建的高樓不斷起造，形成巷道擁擠，環境髒亂、空氣品質不良。

不明原因方面

有可能是受到高壓電波、基地轉播台、輻射、X光波、農藥、化學溶劑，特別是甲苯等的傷害，這些都有可能是致癌的原因，但無法證明及求證它們曾在何時何地直接或間接給我帶來傷害。

在經自我檢視了解致癌可能的近因、遠因、不明原因後，針對病情的緩急，在飲食習慣、居住環境、個性與思想觀方面，先後做了不同階段的徹底改變，如今有幸走過成功抗癌路，證明我的檢討與改變是正確的。

第八章

山居歲月田園療癒

自力造園樂而忘憂

無患居

原先與朋友共同持分買好的一塊山林地已完成整地，後因與朋友理念不合而暫時作罷。在移植後的半年正好遇上政府開放農地買賣不久，此時看到報紙大篇幅廣告，在苗栗縣南庄鄉有休閒地推出，與內人抱著參觀的心理前往看地，沒想到一看就中意，因資金一時周轉不過來，回家後向親友借貸，感謝親友們均樂於傾囊相助，第二天一早到南庄馬上繳了訂金。後來才知道另有兩組客戶同時看上這塊地，其中一組是知名作家與婦運領袖的施寄青老師，她因嫌價錢太高等原因還在考慮，讓我們有機會捷足先登。

前後覓地兩年總算是皇天不負苦心人，購得一塊真正滿意的山居地。自此每日由愛妻陪同往返於桃園、苗栗間，早出晚歸，心中充滿著願景。

有一天下午忙完山上工作驅車回程，在竹東附近經過閃黃燈的十字路口時，遭到急駛的側面來車撞擊，所幸我們夫妻毫髮無傷，經交通警察鑑定責任歸屬為對方，在交涉賠償及車輛維修期間，我們仍興致高昂的每日轉三趟車前往，單程就得耗掉三個小時，但我們並不以為苦，為的就是享受山上的清幽，一親土地芳澤做現代陶淵明美夢。

後來因為修車時間拖得太長，在久候不耐、需車孔急下，我們又買了一部性能不錯的二手車代步，仍然每天早出晚歸至山上工作。因為醫護人員一再警告，為了避免病菌感染，移植後第一年盡量不接觸動物、土壤及花草樹木。此時我到山上的主要工作是將原有的鐵皮屋空殼，以最經濟、簡單的方式請包工進行整修改造，期待在最短時間能進住山居療養身體。

原本堅持的理想住屋是採韓選棠教授所倡導的「綠房子」，可是按規定兩年以後才能合法申請蓋房子，等兩年後申請到批准，再興建房子最快也要三年後，當時心想三年後，我可能會因移植後的嚴重排斥，與併發症或移植失敗而不在人間，所以一刻也不想等。另一方我們早已阮囊羞澀，每個月銀行的土地貸款利息支出就要兩萬多元。加上整地、修屋、造園不斷的支出，早已壓得喘不過氣來。

在髓植滿九個月後，終能一償宿願搬到山上定居。初到山上身體仍然虛弱，本想到山上只是來靜養，能夠呼吸新鮮空氣、健行爬山、蒔花弄草，遠離紅塵俗事就很滿足。因此打造庭園、水土保持、園藝造景等工程均包給地方專業師傅施作，自己只是提供意見及構想。

誠如施老師後來常向其來訪朋友介紹我時所說的：「當我第一次見到陳先生的時候是臉色蒼白，嘴唇發黑，連牽狗的力量都沒有，印象特別深刻。」當時我確實是手無縛雞之力，所以打造庭園真的是心有餘而力不足。

因土地開發業者為了賣相，早把這塊地的植被全部破壞，所以造園第一要務是種植樹木。請人種植因採用師傅的建議使用所費不貲的中、大型樹種移植，當時我也認為樹大就是美，會更快成林，結果病的病，死的死，少數存活的也只剩殘枝敗葉，苟延殘喘，少有枝繁葉茂者，不得不承認失敗。

請人造景方面先做魚池、蓮花池及生態溝，也因承包師傅一再保證會依我的意見，以生態工法施作，他仿自然野溪方式以大石塊堆砌，再用水泥補縫隙，最後再鋪些卵石在上面。結果水池及水溝根本不能蓄水，經過多次改善也未見成效，工期拖了三、四個月，他也只好宣布失敗。

在接連遭到種樹及建造生態溝池失敗的經驗後，心想那些自吹自擂的專業師傅都是半吊子的騙子，成事不足敗事有餘，此時體能狀況越來越好，髓植也超過一年，免疫功能已重新建立，於是大膽嘗試自己動手做。

首先在種樹方面，我不再移植中、大型樹種，因為它們在移植時主要是根系已被鋸斷，受傷嚴重，且極易受到病菌感染，就算不死也元氣大傷，我改以種植帶盆及有土球的小樹苗，或以自己育苗為主。為使種植樹苗有良好的成長環境，我將選好種植的位置挖好洞先行客土，再以粉狀有機肥做基肥來攪拌以改良土壤。照顧種植後的小樹苗，就像照顧小孩一樣，除支架固定外，適時的澆水、除草，並定期施有機肥料。

事實證明，十五、六年後的今天，我所種的樹木均已成林，有的樹幹已粗到必須雙手合抱。而水池水溝的改善，也費了我很大的功夫。我把原來的石塊一個個搬開，鋪設鋼網親自拌水泥封底，再擺放石塊，總算解決滲漏問題。

就這樣從失敗經驗的教訓中自己動手，用心去改進，反而做得比半吊子師傅好太多。而不斷勞動的結果，身體也因此迅速康復，精神與體力很快就恢復到生病前的水準，因此我下定決心在這一千多坪的土地上，完全以DIY的方式構建自己的理想庭園。

由於有過重生的經驗，一切都在師法自然、尊重生命的前提下，以園丁自居，希望把庭園構建為眾生平等的生機花園。十五、六年的努力除了完成觀賞魚池、蓮花池、生態溝、賞螢台外，並有香花園、果園、有機菜園、花台、花棚及種植多樣化低海拔原生樹木、鋪設排水溝及停車場、石圍牆、駁坎等。

最有意義的是，構建庭園所用的資材大多是就地取材，這些工作自然需要付出相當多的勞力與心力，如今的造園成果，再加上這裡的大環境原本就是好山好水的景色，讓所有來訪的友人讚不絕口，直呼不可思議，此時此地的景物，大概只有詩僧寒山筆下的詩歌可以形容：

歲去換愁年，春來物色鮮。
山花笑綠水，巖岫舞青煙。
蜂蝶自云樂，禽魚更可憐。
朋遊情未已，徹曉不能眠。

在庭園中有一棵原本不知名稱的高大挺拔樹木，撿拾其掉下來的果實，那似乎在孩童時用其果皮當肥皂使用過。請教學森林的女兒，得知那是「無患子」樹，早期村婦們曾以其果皮來洗滌髮膚、衣物等，曾為多數人所熟悉並廣泛的被使用。

很多人好奇這個「無患子」有趣的名稱從何而來，我找來相關介紹植物的書籍才知道，其實「無患子」指的是無患樹的種子，至於「無患」到底無患何物？

有人以為因為它結實纍纍而無患沒有種子傳宗接代，其實不然，古人相信以無患樹幹製成的木棒可以棒殺鬼怪，世人相傳以為器，用以厭鬼，所以備有無患棒，則無患鬼魅魍魎，故稱之為「無患」。

當我了解這個典故後，就決定把我的「山居」稱之為「無患居」，至於為何取名「無患居」？想來大家一定已知其意，我是無患「癌病魔」的糾纏並與其周旋到底。

無可否認，罹病時有過震驚、恐懼、悲觀、沮喪、憂鬱，但要想活命只能平和的接受事實，恢復用理性的態度勇敢的面對癌病。無患子給我的啓示，還不僅如此，據佛經記載，只有菩提子（無患子）製成的唸珠，隨身攜帶可滅除煩惱障、業障，帶來無量福報。

山居前幾年的十、十一月份，我經常在南庄地區無患子樹下撿拾「無患子」，在女兒的協助下編串做成手鍊、項鍊、唸珠、飾品等，贈予有緣的朋友，沒想到竟然大受歡迎。曾經由朋友介紹認識一位也是抗癌奇人的法師，這位朋友曾建議法師為我做的無患子唸珠加持，法師則對我說：「你自己也是一個抗癌鬥士，用愛心製作的無患子唸珠就是最好的加持，沒有必要再請人加持。」

十幾年前公共電視要製作《無患子傳奇》節目，並請國內研究無患子果皮作成清潔劑，以及不斷推廣無患子樹種植的王群光醫師現身說法。也在我的協助下，在南庄地區找到幾棵巨大的無患子樹下拍攝完成。

無患子的果皮含有皀素，可直接當肥皀使用或提煉成皀乳，是最環保的清潔劑，可減少化學合成清潔劑對人類及大自然的危害性。而無患子樹葉一到秋天落葉前是一片金黃，矗立在常綠樹中，極為耀眼奪目，是不可多得的景觀樹種。真想不到無患子樹除了在大自然中扮演重要的生態角色外，對人類而言還有這麼多的附加價值。

至於人，特別是一個重病的人，實在不應自暴自棄，應該勇敢接受事實，發揮生命潛能扮好自己的生存角色，提昇人的附加價值，沒有理由自怨自艾、消極頹廢，形成家人及社會的沉重負擔。

敝帚自珍鐵皮屋

在無法實現綠房子夢想又急著想進住山上，只好因陋就簡，將原本就有的雜亂且為人詬病的鐵皮屋空殼子進行改造。在愛妻主導下先將窗戶加大，換成強化透明玻璃，讓室內更明亮，也讓空氣充分流通並增設透明落地窗，在室內就能欣賞屋外的美景，並將鐵窗拆除（反正小偷要光顧再好的門窗也會被破壞），再將牆壁加寬並在頂端預留空隙，使空氣可以在壁內對流，讓它成為可以呼吸的房子。

另外，在原有單薄的鐵皮屋頂再加上一層不鏽鋼琉璃瓦，因其附有一層厚的泡棉，既可隔熱又可隔除雨天叮叮咚咚令人心煩的吵雜聲。最後再以原木裝潢美化室內空間，讓鐵皮屋一樣可以感受到木屋的溫馨柔和與樸實的感覺。

最後在鐵皮屋外種植樹木進行綠美化，將突兀僵硬的鐵皮屋變成較柔和而融入大自然中。

最初的前三年為了撙節開銷，並未添購任何新的家具，床鋪、餐桌、椅僅以水泥空心磚加上廢棄棧板克難製作，爾後才逐步改善。

經過山居十五、六年的經驗，我可以很自豪的說，我所敝帚自珍的鐵皮屋，在節能方面比RC結構及全木造屋涼爽舒適多了。炎炎夏日也不必吹冷氣。鐵板鋼材是最環保及完全可以回收的建材，韓選棠教授的「綠房子」夢想雖沒實現，其實我住的鐵皮屋就是真正的綠房子。

愛妻常笑我，因為我曾經說過山居絕對不會住鐵皮屋，可是現在卻視如珍寶，喜歡上它。經多年後在經費充裕下，再重新做內部裝潢及添置家具，室內已煥然一新，很多來訪的親友及慕名拜訪者，都對外表不起眼的鐵皮屋，屋內卻另有洞天而讚嘆不已。

藍天綠地大露台

客人來訪通常我會先帶他（她）們到屋頂大露台，欣賞山林美景的震撼教育，客人們也都會受到眼前的藍天綠地或陰雨天時煙雨濛濛、雲霧繚繞的美景而驚豔不已。

有一次因為要清除屋簷排水管內堆積的樹葉，必須爬上屋頂。無意間發現四周山林美景，從此念念不忘，希望能加蓋屋頂的觀景大露台。當經費沒問題時，請熟識的鐵工師傅來估算並研商結構的問題。這位師傅不同於一般鐵工先蓋了再說，不管以後會不會出問題，他費盡心思終於克服諸多限制因素，結果蓋好的大露台，不論結構的安全以及實用性均出乎我們意料之外的好。尤其所做的戶外迴旋梯讓年輕人感覺超炫，上了露台讓他們覺得更酷。

此後只要天候良好，我們常會邀請鄰居好友在露台上享用早餐或喝茶聊天，並享受四周宜人的山林美景。尤其是有施老師在場，以她淵博的學養、豐富的人生體驗及如珠妙語，更讓人感到山居歲月竟能如此愜意。

每當夜深人靜時，獨上露台靜坐，享受山中寧靜夜晚，看著滿天星斗，心中不時吟唱古僧人的三首禪詩：

眾星羅列夜深明，巖點孤燈夜未沉。
圓滿光華不磨瑩，掛在青天是我心。

碧澗泉水清，寒山月華白。
默知神自明，觀空境愈寂。

吾心似秋月，碧潭清皎潔。
無物堪比倫，教我如何說。

這三首禪詩過去吟唱只是有口無心，虛擬實景涉想成緣，而今不但有口有心，而且還是有景有物的臨場感受。很多年輕朋友更喜歡上大露台休息，因為他（她）們平時的工作與學業壓力實在太大了，能偷得浮生半日閒，放鬆心情也是一種幸福。更有乾脆躺在地板上，以蒼天為被、綠林為伴，享受溫暖陽光下的大自然美夢。

總之大露台不僅提供每個人欣賞大自然美景的場所，也讓更多的人編織不同夢想，成為其加油充電場所，更有人上大露台練氣功養身，而我因為有了它而擺脫長期以來被癌所困的陰影。

生機花園

女兒知道我在找山林地，準備在癌後打造理想的山居地，送一本最實用的參考書給我，書名為《生機花園》，副標題為「與野生動物共享的花園觀」，是由美國著名作家莎拉．史坦因女士（Sara Stein）所作。認真看完這本書後，徹底顛覆了我以往錯誤的觀念與想法。

過去從各種媒體上看到歐美國家的大庭園，以及晚近在台灣的各式花園豪宅庭院。它們的造園觀一概是把園地先剷平，植被完全破壞，重新以昂貴建材，以各種幾何圖案，大量移植外來並被修剪成整整齊齊的花草樹木，鋪上平整大片韓國草坪的花園，最後還築起高牆或架鐵絲網等阻絕設施。

構建完成後的確讓人有整齊、乾淨、美麗壯觀、匠心獨具，甚至有不乏震懾人心的感覺，相信大多數人都會跟我有同樣的感受，除了欣羨外也認為唯有如此才能讓人賞心悅目。

在看完《生機花園》後，才恍然大悟，其實這種錯誤的造園觀，正是完全以人為本位，把整個生態完全破壞，原生的野生動植物被趕盡殺絕，為了維持美麗的景物又必須重複不斷使用各種農藥、除草劑、化學肥料，結果花園庭院在光鮮亮麗的表相下，卻不斷上演可怕的殺戮戰場。

衆生受苦，跟人類息息相關的生態環境被破壞殆盡，人類也跟著遭殃。真讓人懷疑人類文明到底是在進步或退步，對大自然而言，人類文明在目前肯定是給大自然帶來浩劫。

很多不幸罹患癌症的朋友，他（她）們生活規律、飲食正常、無不良嗜好，其中不乏社會菁英，照樣免不了癌病魔痛苦折磨。就算醫學發達的今天，連病因都無法找到。

在尚未查明各種癌病發生的真正原因之前，我想人類對生態環境肆無忌憚的破壞才是罪魁禍首。

完成骨髓移植手術出院返家繼續做居家護理，半年後終於如願找到一塊「優勝美地」。四面環山、視野開闊、林木蒼翠、生機盎然，原本地主建有鋼骨結構的空屋架子，為了經濟考量只花了一點錢稍事整修。

在骨髓移植滿九個月，身體狀況趨於穩定後，就在愛妻的陪同下住進山居。

對於一個園藝的門外漢，剛開始對這千餘坪的土地真不知從何下手，好在先前已博覽群書，確定不以「人」為中心，而以土地的原住民——「眾生」為中心的「天人合一」觀念來造園。

在不斷的邊看、邊想、邊做下，居然也有模有樣，成果不惡。

舉凡排水系統、魚池、蓮花池、生態溝、停車場、鋪面、坡崁、花壇、步道、圍牆等，均以就地揀取卵石為主要建材，以最環保的方法堆砌鋪設而成，讓很多小動物有生存的空間，至於花草、樹木的種植也考量以本土原生多樣化的植物為主，並以種植誘鳥樹及供蜜蜂、蝴蝶等昆蟲食物的蜜源植物為優先，當然也有一點私心，偶有引進少數外來以豐富景觀色彩的樹種，其實只要能夠讓生物多樣化，對生態系統有所貢獻的外來美麗花木，也不排斥並視其為「合法住民」。

歷經十多年的大自然園丁生涯，以愛心善待周遭的每一寸土地，如今已是生機勃勃，讓親友驚豔、稱羨的美麗花園。

很多親友——甚至連我自己——都不敢相信，罹患癌症與癌魔長期纏鬥，幾乎前腳已踏進鬼門關，竟然奇蹟似的活過來，當然除了醫學進步，醫生的高明醫術外，我的抗癌意志也是可圈可點的，這也是善待大自然所得到的福報。

正如同《生機花園》一書所倡導的「種植自然，收獲生機，大地回饋，豐美健康。」

園丁生涯讓我了解大自然，更知性（豐富的植物常識），更感性（對動植物的豐沛情感）。

在這裡愛山、愛土地，志同道合的鄰居朋友，經常請教及求助於我有關園藝的問題，我都竭盡所能樂於解答與協助，所以贏得「陳博」外號，事實上我是愧不敢當，在環境保護、生態保育方面，我了解的實在有限，唯一可取的只是我有赤誠的環保心、生態情。

在五十年代曾看過由美國一位環保先知卡森女士（Rachel Carson）寫的《寂靜的春天》。書中描述以美國為首的先進工業國家，為了發展經濟而嚴重破壞大自然，特別是濫墾、濫伐，大量使用農藥、除草劑等，造成生態浩劫，影響所及使春天一片死寂，鳥不語、花不香。台灣當時還未工業化，看完這本書時，我還慶幸台灣仍是生機盎然的美麗寶島。

但很不幸的，從六十年代起短短四十多年的時間，台灣也步入先進國家的後塵，為了發展工業，繁榮經濟而犧牲環境，生態遭受到史無前例的浩劫。

一些過去常看到的動植物，現在很多已經看不到了。生物經過億萬年的演化，孕育了永續浩繁的生命，曾幾何時，我們周遭的生物很多已滅絕或瀕臨絕種。

四十年代的我有過與大自然親近的快樂童年，目睹衆多精靈在大自然的舞台做謝幕前的表演。

但我們後代子孫是何其不幸，如今大多數的精靈是永遠無法再見到了。因為人為的破壞，它們是多麼無辜、無奈又無助，一個物種接著一個物種在地球上消失了。

在《國家地理雜誌》、《Discovery》電視頻道中看到了精彩的動植物節目，只可惜都是播放國外少數棲地未遭嚴重破壞的野生動植物，至於本土的節目當然是乏善可陳。

諷刺的是，多年前動物園由國外引進的貓熊、無尾熊及國王企鵝，牠們的一舉一動都成為媒體寵兒，舉國注目的焦點，動物園也因而擠進了爆滿的人潮。貓熊、無尾熊生個小寶寶，或是無尾熊媽媽經驗不足讓小寶寶夭折，以及國王企鵝生了孵不出小企鵝的「壞蛋」都引起全國關愛的眼神。

還有更可笑的是漫畫「凱蒂貓」、「加菲貓」在速食業者推波助瀾下，它的玩偶造成轟動，大排長龍搶購，其中不乏八十多歲老翁也加入排隊行列，為的只是附贈一隻沒有生命的「凱蒂貓」、「加菲貓」。

影響所及蔚為風尚，一時之間，有關它的產品大賣。甚至有年輕人以收藏為樂，真讓人不得不懷疑我們的社會是生病了，而且是病入膏肓。

誰來關心屬於我們本土豐富林相所孕育、為數不少的小精靈？我們可曾投以關愛的眼神，拯救其瀕臨絕種的命運，讓碩果僅存的生命能永續繁衍？

地球生病了，而且也得了嚴重的癌症，人類就是地球的癌細胞，正逐步啃噬大自然，讓億萬年孕育的生命一個族群一個族群滅絕。

人類再不痛下決心拯救，也許將來不只是「寂靜的春天」，而是成為一個「死寂的星球」。環境保護是不分國界的，因為我們只有一個地球。

很慶幸這幾年在台灣有很多理念相同，在愛大自然、愛台灣、愛鄉土的有心人士推動下，環保觀念已經推廣開來。

我們是該認真反省、沈思的時候了。至於如何拯救是每一個人都做得到的，也是我們責無旁貸的重大責任。

減少一份人為破壞，還給大自然一片淨土，善待周遭土地與眾生，大地才有希望，人類才有美麗的家園，眾生才能生生不息的延續生命。

人心有情，草木有靈

當購買這塊土地時，除了周邊山坡上保留少數的原生樹種外，其餘都已被開發破壞。為了早日實現生機花園理想，在初步規劃後，便把庭園的生命主角——「植物」，做有計畫的植栽。

首先必須考慮每種植物的特性，如屬於陽性或陰性樹種，土壤ＰＨ值、肥沃與貧瘠、乾濕度以及風向等影響因素。

不論移植樹苗，或從採種培苗起，舉凡澆水、除草、施肥、定植，支撐固定及必要修剪，均付出極大愛心及耐心，就像呵護嬰兒般小心翼翼。每當種死一棵樹，就會傷心好久，但也因此吸取很多經驗教訓。

歷經十多年的努力，庭園內種滿的花草樹木，如今已是蓊鬱蒼翠、生機盎然，尤其在孟春至仲春時節，各種樹木忙著抽芽開花，百花競相怒放，引來蜜蜂、蝴蝶忙著採蜜，種類繁多的鳥兒在林間鳴唱求偶，面對此情此景，心中的意念及感情也跟著豐富起來，不時吟唱古人歌詠大自然的詩句。

資質魯鈍的我，沒有什麼文采，拾古人牙慧又何妨。尤其大病重生，歷經多年努力打造，看到如此情景，能藉詩詞與古人神交，心靈與之共鳴，不也是十分詩情畫意。

記得在一個隆冬季節，接近黃昏的日子，植樹工人把我訂購的老梅樹用吊車載到山上種植。我選擇把梅樹種在魚池和蓮花池一隅的斜坡邊，種植完成，天色已暗，一輪明月正高掛天空，光禿的老梅枝幹映入魚池隨波搖曳。

我並沒有刻意選擇植栽時間及位置，想不到種完後看到水中倒影，觸景生情使我想起宋朝詩人林和靖的千古絕唱詠梅詩：

眾芳搖落獨喧妍，占盡風情向小園。
疏影橫斜水清淺，暗香浮動月黃昏。
霜禽欲下先偷眼，粉蝶如知合斷魂。
幸有微吟可相狎，不須檀板共金樽。

我喜歡梅花，不只因它被選為國花，梅的枝幹蒼古，姿態清麗，歲寒開花，芬芳撲鼻，古詩人最愛吟詠。

所以在買地建屋後，現有積蓄已幾乎用罄，仍咬牙買下一棵所費不貲需合抱的老梅樹，只因誤識以梅為妻的林和靖。

梅樹因生命力旺盛，是少數可裸根種植成活的大樹，如今這棵生機盎然的老梅樹，每年以撲鼻的芬芳、茂密的新葉、蒼勁的枝幹給我最好的回報。

多年前女兒買了由林業試驗所生物系主任潘富俊博士所著《詩經植物圖鑑》、《唐詩植物圖鑑》二本研究古詩人歌詠植物的書籍給我們。

閱讀之後，真有驚豔之感，原來在我們周邊很多花草樹木都是古人取譬吟詠的自然之歌。

庭園中初步統計叫得出名稱的原生木本植物近三百多種，加上視力所及範圍內的植物種類更多，其中很多是古詩人引喻的植物。

當我向來訪友人做植物介紹解說時，常喜歡加入與先民息息相關的生活典故與古詩人引喻，常讓來訪客人感到意外驚奇，原來植物解說可以這麼豐富有趣，不啻為一趟大自然知性與感性之旅。

每當我到以標榜生態教學為主的公園、植物園或私人生態園區參觀時，看到所製作的植物解說牌，就難免感到失望，大多千篇一律的僅做簡單介紹，除了粗淺的認知外，並不能引起人們的興趣，我不知道主管單位為何不多花一點心思，讓它兼具研究與教育功能。對於大自然生態沒有了解，就不會有愛心及關心。

曾經就教於學森林資源保育的女兒，森林資源保育到底是保育動物或植物呢？她說森林所孕育的動植物當然都是生態保育的範疇。進住山居後參加苗栗縣自然生態保育學會舉辦的研習，曾經有老師問及「動物保育」及「植物保育」孰重，與會學員答稱「都重要」。老師答覆固然兩者均重要，但植物保育應該更為重要優先。

因為只有森林植物能生生不息的成長，動物才能繁衍綿延，永續生存。台灣位在亞熱帶地區，終年高溫多雨，地形高度變化甚大，孕育層次分明、種類繁多的森林，可惜日據時代及光復初期很多珍貴樹種被砍伐殆盡，賴以為生的很多動物也慘遭滅絕。好在環保意識高漲的今天，很多有識之士開始覺醒，唯有創造一個人類與所有生物互利共生，資源共享的生態環境，才能讓人時時都能體驗與大自然相遇的樂趣。

我最佩服林業試驗所台北植物園從《詩經》植物中，將屬本土及適合生長的七十種植物依《詩經》「風、雅、頌」次序，展示於園區並做詳細說明，引領參觀民眾彷彿走入時光隧道，一窺古人的喜、怒、哀、樂，讓自然科學、古典文學與先民的智慧結晶融為一體。很自然的體驗到草木有靈，人心有情的知性與感性之旅。

揀石、砌石體悟人生

1.以石頭為師

山居休閒地四周包含屋後的小山坡、道路旁邊坡以及野溪邊坡，有的是雜木（草）叢生清除困難，造成蛇鼠蚊蟲為患，有的則是在購地前地主整地未做好水土保持，每遇豪大雨土壤會流失，必須砌石做駁坎保護以及便於除草。再加上用生態工法造園，舉凡魚池、蓮花池、景觀池、生態溝、賞螢台、車道與停車場鋪面、石圍牆、菜園等等，均需使用大量的鵝卵石建材。

因不滿意請來的半吊子師傅，不但要價高，而且做了很多失敗的小工程，於是興起何不自己動手做做看的念頭。剛開始只能視體力狀況，一點一點慢慢做，不斷的從失敗中吸取經驗教訓，並到處去觀摩學習，之後就越做越有心得，身體越做越健康，體力也越來越好，為了揀取所需的鵝卵石建材，並一個一個區塊按部就班施作，幾乎是日復一日，總共花了十年功夫，才完成上述工程，用來載運的老爺車也報廢了四部。

常自嘲軍人出身退伍後無兵可操，只好操練石頭。相較之下，石頭可比兵好操多了，叫它們「立正！向右看齊！向前看！」就一個個在石牆上堅守崗位，屹立不搖，克盡職守。

韓信用兵多多益善，我揀的石頭也是越多越好，不但做完自己的工程，也常常撈過界，幫忙朋友們揀石造景。

長期揀石、砌石，看似單調無趣，且極耗體力，一不小心還很容易閃到腰，或傷到手指頭，沒有超強的恆心毅力及傻瓜精神，是不可能也不願意去做的。

我之所以會得癌症，經多年沉潛反省，多半是出在個性及情緒上，特別是在退伍前後幾年，個性耿介的我，求好心切，雖能嚴以律己，卻不能寬以待人，太有主見而容不下異見，以致於理念與上級相左，本有機會在職務上更上一層樓，但一肚子的不合時宜，不見容於主流觀念，最後只有含怨帶淚自請提前退伍離開軍中。

退伍後不知沉潛反省、韜光養晦，像伏櫪老驥，仍妄想馳騁千里，結果事業徹底失敗，情緒陷入最低潮，導致心魔引來病魔。

揀石、砌石讓我在身體的治療方面，不僅健康狀況越來越好，每日大量喝水，大量排汗，也促進了新陳代謝，更排盡了四年來的超高劑量化療在體內殘留的毒素。

在心靈的治療方面，讓我心無旁騖，逐漸體會何只是我在操練石頭，更是石頭在磨練我的心性，常常看著我揀回來的任何石頭，哪一個不是經過千萬年在溪水中滾磨而成，揀回後又恰如其分，擺在適當位置，不僅堅守本分無私無我捍衛了土地，更在孔隙中創造無限生機與豐富了庭院景觀。

揀石、砌石讓我體悟，做人做事不能像糞坑的石頭一樣，又臭又硬，結果是自傷又傷人；要學溪水滾動的石頭，原本有稜有角，越磨越圓融，取之造景更堅守崗位利他而無我！

沒想到在單純的揀石、砌石中，竟然對癌後身、心、靈的全方位治療中，會讓我的身體及不良的習性、情緒有這麼重大的改變。

2.以糞金龜為師

到溪邊揀石造景，陸陸續續十年之久，儘管別人暗地笑「癡又呆」，我卻覺得揀石頭妙趣無窮而樂此不疲，就像古人陶侃每天搬磚頭一樣。多年前曾寫一篇短文紀念這段不平凡而艱苦的日子，當我把篇名告知愛妻，她先是嗤之以鼻，經我說明後，她不覺莞爾一笑。初稿完成後請施老師指導，她也笑個不停，建議我多寫這樣的文章，我想讀者也會一樣感到訝然，原來糞金龜居然還會成為我的老師帶給我精神啓示。

曾經看到電視對昆蟲生態節目的報導，主角就是糞金龜。牠是一種搬運牛、馬、鹿等動物糞便的甲蟲，正式學名是屬金龜子類的犀牛龜，在《自然圖鑑》一書也有詳盡介紹。

雄雌糞金龜會共同合作把糞便先弄成數個圓球狀，每個糞球無論體積與重量都超過自己數倍以上，然後一個個以倒立的姿態用後腳滾動糞球，看似倒退走，卻是向前行。把糞球推到地底巢穴，然後雌糞金龜在每個糞球內產下一個卵，經二至三個月後卵在糞球內孵化成幼蟲，幼蟲在糞球內吃糞成長，變成蛹經羽化變成蟲後從地裡鑽出地面。

搬到山上定居並且骨髓移植成功已滿一年，因不滿請人做景觀造園的粗製濫造，因而下定決心自己動手做。自然的石頭是最生態環保的資材，也是取之不盡的大自然恩賜。於是只要造園或是鄰居朋友有需要，就開車到河床搬運。

癌後體能尚未完全恢復，起初能搬動的石頭頂多一、廿公斤，而且搬不了幾個體力就感到吃不消。爾後搬多了，體能狀況就越好，也就越來越大越貪，對石頭的造形要求標準也越來越高，尤其是可以造景的美麗奇石。而河床中大多是經河水千萬年來不斷沖刷滾動而成的鵝卵石，想要找造景的奇石可不容易，能有幸找到，在見獵心喜下當然想揀回去，但大多數可造景的石頭距離河岸很遠，有的甚至超過百公尺以上，而且重量有的都在百公斤左右，當下定決心滾動石頭，卻不到幾公尺就累得氣喘吁吁，滿頭大汗，眼看要推到岸上了，卻遙遙無期，就算辛苦滾上岸邊，如何搬上車，那才是最困難的，每次遇到這種困境就想放棄。

真是何苦來哉，好好的悠閒日子不過，到河床揀這些笨重的石頭，而且不小心還會扭傷了腰或軋傷手指頭，得不償失。而那種滾動的動作，不就像極了一隻糞金龜在滾動糞球一樣的滑稽可笑，不同的是，我頭朝前用雙手向前滾動，而糞金龜是頭朝後以倒立方式用雙腳向前滾動。我笑糞金龜動作滑稽，相信糞金龜有知也會笑我動作笨拙，幻想我與牠真像是難兄難弟一對寶。

想到糞金龜我精神又來了，跟糞金龜相比，那糞金龜足夠當我的老師而無愧，牠不但要滾動比自己大而重的糞球，而且遇到挫折，從不畏縮，曾在影片看到，牠滾動糞球上斜坡，常因糞球太重或因坡面土石鬆軟向上滾動時難以立足，致重心不穩，糞球又滾了下來，但牠卻從不灰心氣餒，一次次的向上滾動，直到成功為止。

讀者千萬不要把牠看成只是個「逐臭之夫」。牠可是最善於利用自然資源——「動物糞便」，繁衍綿延的生物，是自然界的清道夫。

相較於人類對大自然肆無忌憚的破壞，對其他物種甚至不同種族的人趕盡殺絕，對自然資源的強取豪奪直至枯竭，又在自然界永無休止的製造殺戮戰場，糞金龜對大自然的貢獻可比人類高明又偉大多了。

十年來，從河床揀回的石頭，都以隨揀隨做，先依豪大雨過後之排水狀況確實做好排水設施，接著對坡度較陡，有坍塌可能的斜坡砌駁坎保固，將有關安全的水土保持，列為當務之急。

因為土地開發業者，幾乎將所有能夠出售的土地，為了賣相及討好不知情的客戶，把原來植被剷除改變地形地貌，破壞水土的結果，當然也就造成諸多的安全顧慮，他們為了降低成本支出，這些最重要的基礎工程，是不會去做的。他們甚至向客戶保證絕對不會有安全上的問題。其實只要在豪雨過後到現場觀看，所有水土保持缺失及安全堪慮的問題，都會原形畢露。

附近社區就有這樣真實的例子，住戶買完土地甚至在蓋好別墅後，連最基本的排水工程都做不好，以致還來不及享受跟土地、別墅談戀愛的蜜月期，就在颱風豪大雨的肆虐下，發生嚴重坍塌與土石流，整個社區被沖刷得面目全非，蓋好的房子也被泥流沖垮，看到眼前殘破的景象，一生積蓄全泡了湯，真是欲哭無淚，無語問蒼天。

等水土保持工程確定不會有問題後，接著開始以較平的石頭做道路及停車場地表的滲水鋪面，然後再砌石圍牆讓庭園有裡外之分，避免毫無禮貌的不速之客隨便闖入。

為了吃出健康，我開闢一塊菜園種植有機蔬菜，原有的礦場廢炭渣回填的菜園預定地，土壤偏酸導致寸草不生，要想變成為肥沃有機土壤菜園，首先必須全面客土改良，而石頭也成為最好的菜園圍邊資材。廚餘與殘枝敗葉是最好的有機肥料來源，石頭又成為砌堆肥場最好利用的材料。

山居歲月中，我看盡世界各國庭院造景書籍，我覺得值得學習的只有歐式造景，特別是北德以及居家日式庭院，而後者更是令我醉心而欲模仿的。日式庭院也只不過是把土地、花草、樹木和石頭（塊）以及有限的簡單素材，作人工化的組合，將人和大自然融合為一體，在小小庭院中發揮得淋漓盡致，讓人感受特有的恬靜和諧與精緻幽雅。

其實日式造園也是傳承於中華文化的景觀造園，想想我們台灣，真是令人汗顏，號稱「福爾摩沙」處處好山好水，不思好好珍惜，只要有開發，就有破壞，甚至到萬劫不復的地步。難得看到的庭園景觀不是表現財大氣粗，匠氣十足，就是庸俗不堪，而且生機完全遭到破壞，能讓人賞心悅目的還真不多。再想想日本好山好水的大環境，絕對比不上台灣，可是他們打造小小的庭園之美，彷彿是一個風雅的小宇宙，融入日常的生活中。

日式庭院土地、石頭、花、草、樹木以及有限的簡單素材，在我的庭園都不是問題，就是石頭我擺不出它們的韻味，買了很多日式庭院造景書籍參考也無濟於事，總覺得俗不可耐。畢竟自己是個粗俗之人，也不是學庭院設計的。在造園遇到瓶頸，實在難以突破之時，又到書局購買好多參考書詳細研究，甚至還跟施老師組團到日本旅遊，順便做觀摩學習之旅。想到我揀的奇石，絕不比它們差，為什麼就是做不出品味。

糞金龜的精神又有新的啓示，在勇於嘗試下，大不了失敗再重來。如今庭院最起碼自己看了還算滿意，也可唬唬外行人，至於行家如何取笑那是他們的事了。在我的感覺「癩痢頭的兒子是自己的好」。我把這些冰冷、無情、笨重的石頭，費九牛二虎之力從河床搬回來，然後到處找參考書籍與參訪取經，一次次失敗再重來，才有今天可供野人獻曝的一點小成就。

如今這些冰冷、無情的石頭依它們的特性擺放完成，在配合種樹木栽植後，像是有了新的生命及靈氣，越看越覺溫馨和親切，每當在觀賞美景凝視著石頭時，發現石頭以特有的韻味和動人的表情跟我回應，真所謂「我見石頭多嫵媚，石頭見我亦如是」。

很多鄰居看到我揀石造景的成果，希望我能帶他們去揀石頭，看來石頭的魅力無窮，又有一堆鄰居想拜糞金龜為師。

回想從前剛毅冥頑、食古不化的個性，特別是在軍中廿多年為最。說好聽點是擇善固執，但在別人眼裡看來就像糞坑石頭又臭又硬，讓人無法消受。我不敢說這是罹癌原因之一，最起碼有這種不好的個性絕對是癌病的幫凶。自從到山上定居後，心性經長期沉靜磨練，從反省到蛻變，對人生有更深一層體認。

糞金龜的精神，不但鍛鍊好我的身體，也磨練我的心性，更美化我的庭院，讓生機更為盎然，也讓來訪親友特別是一些經介紹來請教的癌重病患及其親友，感到驚訝與不可思議，曾經是癌末病人的我，居然可以活得這樣健康自在。這豈不又是糞金龜精神，讓我這個「頑石」點頭。

「糞金龜」這個不雅的稱呼，以及在您認定是「逐臭之夫」的地位，應該提升了吧！

糞金龜的精神，是否也讓您感到佩服呢？可以更明確的告訴您，在古埃及人眼裡，對這種昆蟲以糞便作成的圓大球可是代表世界，把牠們當成是太陽神的護符。

魚池、蓮花池、生態溝、賞螢台與濕地

魚池、蓮花池、生態溝前已述及，請在地半吊子師傅做失敗後，補了又漏，漏了又補，始終難以改善，最後只好廢置不管以致蚊蟲滋生。可是它天天在我眼皮底下，這也不是我凡事追求完美的個性所能容忍。嘗試用各種局部改善方法，但原有土地是早期開採煤礦的廢炭渣碎土堆置出來，根本無法蓄水，再努力改善也無濟於事。最後決定求人不如求己，就算再辛苦也要自己動手，重新再做徹底改善。

在決定DIY造園後，魚池、蓮花池及生態溝工程成為最辛苦、工期最長、最有成就感的系列工程。

我先把魚池、蓮花池原先師傅做失敗的砌石及鋪石全部移開，並鋪設鋼網，以混凝土打底，雖然這樣做並不環保，但在施工完後，在池底大量擺放卵石及泥沙讓它盡量接近自然。在魚池、蓮花池相繼完成後，我將終年有源源不絕清淨無污染的流水，在源頭先引進水塔，運用天然高低落差的壓力接水管引入，依序注入DIY興建的魚池、蓮花池、生態溝與濕地。

魚池放養不同品種的本土魚類，其中「蓋斑鬥魚」是瀕臨絕種亟待保護的保育類魚種，在這

裡不受污染的環境下迅速繁殖，是最受歡迎及鄰居朋友們索要飼養之魚種。

魚池的滿水流入蓮花池，因水中含有豐富的有機質，成為滋養分別在白天與夜間綻放的各色睡蓮，其中亦有保育類的台灣萍蓬草及台灣杏菜。每當家人或來訪親友在用餐時刻，透過眼前的落地窗，就可欣賞池中五顏六色悠游的魚兒，以及秀色可餐朵朵美麗的蓮花，這是花錢也難以買到的頂級享受。

蓮花池更是兩棲動物蛙類的最愛，每當春暖花開一直到炎炎夏日，各種不同的蛙鳴聲此起彼落，好不熱鬧。

記得有天施老師等朋友來訪，正當「開軒面場圃，把茶（因為我們不喝酒）話桑麻」之際，池中十多隻蛙鳴聲，居然和我們比賽音量，蓋過我們的說話聲，談話常常被中斷，我不得不不斷地拍打池水，要牠們禁聲．雖然換來短暫寂靜，不久後牠們又發出更大的鳴唱聲，我們只好認輸。

其實又何必干擾牠們，在蛙類的立場來講，牠們正在進行情歌求偶擂台大賽，干卿何事！牠們的愛情進行式可比人類文明多了，人類不懂情趣不會欣賞也就算了，實在不應該粗魯的攪亂一池春水，破壞牠們的好事。

二〇〇六年六月，社區協會在施老師領軍下到日本岐阜縣白川鄉合掌村旅遊時，看到村民引自山上無污染的融化雪水，到村中道路邊與每戶住家前的灌溉溝渠，溝渠中養殖鱒魚悠游其中供旅客觀賞，就非常欽佩羨慕。

鱒魚生長環境是不能受到任何污染的，所以住屋周邊的農田是絕對不能使用農藥、化學肥料，而村民的住家也不能使用現代化的各種合成清潔劑、殺蟲劑等。高度文明的日本，是如何解決文明所帶來的污染問題，令人不得不佩服。

有感於日本人能，我為什麼不能。於是在蓋小木屋時，請小怪手挖化糞池之便，把失敗的生態溝挖掉，重新以鋼筋水泥建造溝渠。其實這種三面光的溝渠建造方法，是最為人所垢病，既不生態環保也不美觀的。我只好發揮創意改善，在水溝做好後，先放水兩三個月讓流水沖掉水泥中不利水生動物的毒性，然後在溝底鋪上細沙小卵石，而水溝牆面由底部堆疊石頭到溝面，讓石頭間的孔洞，成為小型魚蝦最安全的棲息環境，並利於水陸兩棲動物的遷徙。在溝頂以扁平的大石頭做鋪面，方便人在上面走動觀賞或靜坐休憩。

當工程完成後，成功放養本土魚類，加上不請自來眾多的水生及兩棲動物，以及吸引蜻蜓、豆娘不時來水中產卵，這裡無疑是牠們的新天堂樂園。如今我敢自詡這條具有特色的親水溝雖然不很長，但絕對不比日本合掌村的生態溝遜色。

鄰居中有位日商在台灣定居卅多年，並成為台灣女婿，看到我的生態溝非常羨慕，也想在他的庭園興建。我跟他說：「生態溝是跟你的家鄉學的。」他很高興的說：「你跟日本人學，我只要跟你學就可以。」於是他找了熟識的造景師傅來參訪及估價。師傅對我的匠心獨具及工法也讚嘆不已，並表示要做到這麼完美是難以估價的，因為太費工了。

每當天氣晴朗清風徐來之際，偷得浮生半日閒，坐在鋪石上泡腳、觀魚或發呆，讓沁涼的山泉水，滌淨心中煩惱消卻萬古愁。享受著山林美景的饗宴、蟲鳴鳥叫的天籟以及豐沛氧氣、芬多精、負離子的洗禮……等，在自家就可享受這種亙古以來取之不盡，用之不竭的大自然恩賜瑰寶，真的好幸福。

自從發現山居每年四、五月有成千上萬的螢火蟲，尤其是集中在屋後較低的濕地草叢附近聚集時，總感到很興奮，但美中不足的是，沒有一處可供立足的好位置觀賞，在與毗鄰土地的鄰居鑑界後，收回原本不確定是自己的山坡地與小濕地。後來發現這個小山坡地如果以砌駁坎方式做一個平台是非常理想的賞螢位置。而挖掘親水溝堆置不用的多餘土方，也正好可供回填平台使用。

當決定做平台後，心裡早有數，靠一個人ＤＩＹ是非常辛苦的，沒有恆心毅力是不可能完成的，首先要開車到河床不斷挑揀幾十公斤大石頭載回，並用獨輪手推車一車車把笨重的石頭推到現地，疊一層石頭，再堆一層泥土回填夯實，如此反覆施作，扣除雨天及雨後泥濘或有事不能施工等因素，陸陸續續施工約半年後才大功告成。看到一顆一顆大石堆疊的石牆，有一個人高，而且安如磐石般還頗具專業水準，覺得很有成就感，尤其是除了花費很少的油錢外，完全不花任何費用，能有如此成果，讓山上鄰居們參訪後也躍躍欲試。

賞螢平台正好在螢火蟲出現的高峰期完成，朋友們陸續來賞螢，當站在平台上鳥瞰整個小谷地，密密麻麻像流星般讓人感到頭暈目眩的小精靈，在驚嘆螢火蟲奇觀之餘，也對這個賞螢平台讚譽有加。

每當螢火蟲出現的高峰期，也是山上油桐花盛開的季節，來觀花賞螢的客人絡繹不絕，對這裡的生態環境更是讚不絕口。而每年夏秋兩季常在生態溝末端的小濕地上方看到上百隻蜻蜓飛舞，更是蔚為奇觀。因此我也得到一個經驗，那就是復育環境遠比復育螢火蟲或其他昆蟲來得正確及經濟有效。

種樹的男人

山居後，學森林保育的女兒送我一本暢銷書《種樹的男人》，書中描述一個心思單純，意志堅強的牧羊人，在法國普羅旺斯地區持續種植三十四年的樹木，形成蓊鬱茂盛盎然生機的綠色國度，成就了今日享譽全球的渡假旅遊勝地。

故事雖為虛構，但書中呈現了人類最感人的樸實心靈，一個無私慷慨，不求回報的牧羊人，成就了森林國度，故事確實是感人肺腑。

到山上我也是拼命種樹，有的是在樹林下挖掘自然繁殖的小苗培植，有的是蒐集種子進行繁殖，自己家種完了，又擴充版圖，不斷撈過界，到鄰居家種植。有多餘的盆栽小苗，也大方贈送來訪的朋友。

由於照顧得宜，幾年後小苗成大樹，為搶陽光，拼命往上抽長，有的需全日照的樹種不開花更無法結果，樹林下全無陽光照射，因而形成陰暗潮濕、路面濕滑以及通風不良、蚊蟲滋生等缺失。

本來樹幅可達五至十幾公尺的大樹，當初我是每隔一、兩公尺就種一棵，長大後造成樹滿為患的後果。畢竟我營造的理想庭院，不是放任它自然成長，最後造成不適合人居住。於是開始進行疏伐，能移植送人的就挖走，無法移植的就忍痛砍除。

幾乎山上鄰居們都有共同的心路歷程，先是拼命種樹，幾年後再拼命砍樹。

在環保意識抬頭下，目前最夯的主題，也是大家叫得最響亮的，就是「種樹減碳救地球」，如果朋友有興趣種樹，應考慮每棵樹長大後的樹幅，否則等樹長大後再砍除會心中有愧，畢竟樹木也是有生命的。何況是在你撫育下長大，你忍心下手嗎！

想做現代陶淵明您準備好了嗎？

想體驗山居生活的人有越來越多的趨勢。鄰居們有人樂在山居，越過越愜意；有人心灰意冷，悔不當初。對於有緣來訪請教想當現代陶淵明的朋友，我都會很熱心的將經驗心得提供參考。

政府開放農地買賣已有十六年，土地開發業者看準商機，休閒地開發案如雨後春筍般，一個接一個推出，為避免太多想當現代陶淵明的朋友們在沒有作好一切準備下，只因一時衝動，造成後悔莫及的憾事。爰提出以下幾點建議供大家參考：

1.心動不要馬上行動

有太多的人一時衝動下購買休閒農地，事後才發現問題與重重困難。事前多看書，多觀摩請教先進是必要的功課。畢竟開放農地買賣後，有太多成功與失敗的案例。只要您態度誠懇，相信先進們會熱心的提供參考經驗。

2.要考量口袋深度

買地要錢！蓋房子要錢！整地作水土保持要錢！景觀花草樹木要錢！不斷添購的農機具及資材要錢！一個接一個零零碎碎持續不斷的小工程要錢！交通工具要錢！（在山上常要出遠門，路況又不佳，所以車子性能要好，維修，折舊率，耗油率高，樣樣都是要錢。）還要有存夠可觀的養老金！而且活得越老開銷越多。一切的一切都是錢！錢！錢！

大家不要嫌我銅臭味太重，開口閉口都是錢。山上鄰居們流行一句口頭禪「有錢真好」！說了那麼多都是要錢，但我卻是口袋不深閒錢有限，那是因為我除了買地，蓋房子之外，其餘很多工程，都是自己動手作，省下可觀的一筆費用，很少有人能像我這樣，吃苦耐勞又耐操。

3.要具備足夠的體力與毅力

山居生活有做不完的工作，一位鄰居學長說得好，在山上的勞力付出是「不死不休」，庭院打造及維護，是沒完沒了的。永遠有掃不完的落葉，雜草長得又快又多，除也除不盡，加上蚊蟲肆虐，不能吃苦耐勞忍受艱辛痛苦，要不了多久，跟土地談戀愛的蜜月期一過，從此就視到山上為畏途，再也不敢來看他的傷心地，粗估山上被開發賣出的休閒地，幾乎有二分之一就這樣被荒廢閒置。

4.休閒地的選擇宜慎重再慎重

購買的休閒地，畢竟是下半輩子的依靠。有人喜歡高山，有人偏好淺山，也有人喜歡平地的農田。不論山頂、山腰、山腳，或是平坦農田，就我個人經驗，最重要的是考量動線與生活機能與醫療的便利性，土地的坡度不能太陡，否則蓋的房舍不能申請合法，日後想做什麼設施都會受限且都有安全上的顧慮。

困而知之成就無患居

朋友來訪最感興趣的是曾是癌末病人的我，如何以豐富的認知，及堅強的意志力與耐人的體力，打造如此美麗的庭園，更驚奇的是營造庭院成為「蜂蝶自云樂，禽魚更可憐」，眾生平等的生機花園。

其實對打造庭園，我也曾是懵懂無知而錯誤百出，甚至上當受騙，繳了可觀的學費，才慢慢摸索出來。

不斷的看書進修，吸收新知，以及觀摩學習，請教先進，是打造山居美好家園的不二法門。

生而知之是天才，在山居我沒有發現過，學而知之才是聰明人，等而下之的像我這種人，在困頓被迫下才能領悟。至於渾渾噩噩、故步自封、永不認錯、死不肯改的是蠢人，在山上這些人不在少數，最後在嚐盡苦頭或吃虧上當後只好賣地走人或任其荒廢。

被鄰居們稱為「陳博」我是愧不敢當，有朋友表示，如果提前幾年看到我發表的文章，就不會上當受騙，其實我才是受盡困頓。山居前幾年，接連遇到顢頇無能、假公濟私的地方政府官員，與惡行惡狀的地主與鄰居的騷擾，更有半吊子師傅糊弄，才逼得自己下功夫學習成長。

希望我的書能提供有緣人，少走冤枉路，不當冤大頭，更不會發生嚴重的錯誤。

願大家多看書作功課，多參訪學習請教，成為真正樂活山居的主人。

有機菜園健康又環保

溫網室菜園與芽菜培養架

山居後列入優先的工作之一是做一座具有特色、產量高、品質好的美麗有機菜園。在請人做不斷遭遇諸多挫折後，最後決定自己動手做，還是先到河床揀石頭做了十幾個菜畦，然後買一車沙石場洗沙石淘汰的油泥土，及半車山土與原本土地寸草不生，PH值偏酸的炭渣土，加稻殼有機介質土攪拌，將種植土壤改良成為透氣滲水，最適合種菜的沙質壤土。

為了防止蟲害用鋼筋與PVC管及紗網等材料自製防蟲網，最初幾年這個自製的有機簡易網室菜園，收穫還算不錯，但四、五年過後收成越來越差，特別是十字花科作物年年發生嚴重蟲害，如黃條葉蚤、猿葉蟲的成蟲與幼蟲、蚜蟲等，雖有紗網也防止不了它們的入侵。

我開始懷疑十字花科蔬菜是冬季作物，這些專門危害十字花科作物的蟲害在冬季才有，在夏季時應該潛伏在有機土壤中生存，所以在年年種植後蟲害越來越嚴重。用農藥消滅害蟲很簡單，可是這違背我堅持有機種植的原則，更何況我是個病人，需要絕對健康安全的蔬菜。

除了蟲害問題嚴重外，露地種植也常遭受颱風及豪大雨影響，收成有限，斷斷續續或十天半個月沒菜吃是常有的事。

有豐富的種菜經驗，又有山上種植的土地，飯桌上卻不能餐餐有青菜吃，真是個笑話。亟思改進之際，在網路上看到鹿野網室工程，與負責人王老闆聯絡後，他熱心帶領我們參觀剛完成的幾座，由公司老闆想自耕自食有機蔬菜請他蓋好的溫網室菜園。

由於我們夫妻均已上了年紀，不便長期彎腰做吃重的耕作方式，所以想採高架栽培的方式，又可利用架下空間做廚餘堆肥及擺置農具及資材，當我們把需求及構想與王老闆提出後，他又帶我們到一家身障教養院，參觀他為院方蓋好的一座高架種植的溫網室菜園，身障院生可坐在輪椅上種菜，真是太好了，也最符合我們的需求。

當我們請他興建時，他完全配合我們的要求，除了可做高架種植外，為了防止夏季高溫障礙，將整座溫網室高度增加一倍，同時也加強支柱，讓它更堅固耐用。

當王老闆知道我到山上是為了抗癌養生，他起初是不收取任何費用，最後在我們堅持下幾乎是以建材成本要價，我們很不好意思說他有那麼多工人要養，他的要價絕對會虧本，他跟我們說他曾是農藥的受害者，才會轉入這行，並表示以特別的優惠價格是希望我能推廣有機種植的理念。

在商業利益掛帥的今天，很難接觸到王老闆這種樂在工作，不計較利益的好商人，我們慶幸又遇到貴人相助。

施老師知道我們要蓋溫網室菜園後，熱心的將版稅資助我們，女兒得知後也匯給我們一筆錢，這座菜園有那麼多人的愛心資助，讓我們好感動。

芽菜的栽培方面原本在廿年前罹癌後，開始使用培養箱，先前在住家陽台種植簡單容易栽培的苜蓿芽苗。到山上後因芽菜需要量大，而賣場的芽菜又不能確定是純有機栽培的。

山居後認識過去是軍中袍澤的廖先生，他退伍後曾與友人在山中經營有機芽菜農場，後因故離開，自己在家做小規模種植。有一天到他家觀摩種植翠綠茂盛的苜蓿芽、豌豆苗、蘿蔔嬰、黃、綠豆芽……等，令我好生羨慕，問他可否教我種植，感謝他毫無保留的傾囊相授，並提供比市面便宜的種子與介質土給我。

種芽菜技術有朋友可以指導後，決定自建芽菜栽培架，我以四根水泥柱做基柱，底部挖洞灌水泥漿固定，上面放上拆除後廢置的不鏽鋼窗架，頂上加蓋淘汰的強化玻璃，再用鋁管做隔架，以三分之一的空間做暗室催芽，以三分之二的空間讓芽菜可以進行光合作用。就這樣簡單完成一個牢固的芽菜培養架，所需費用不到五百元。不要小看這個一坪左右的培養架，如果種滿芽菜，每日供應五戶以上人家食用並不成問題。為了節省由歐洲進口昂貴的介質土開銷，我研究改用溪中無污染的沙子做介質，效果出奇的好。山居歲月常有朋友來訪，免不了贈送伴手禮，回敬他（她）們最好的禮物，就是清潔健康的蔬菜，尤其是豐盛的芽菜產品。

轉念當開心農場的另類農夫

這一生除了職業軍人外，還幹過短期的高中教師、花園遊樂區總務、房屋仲介買賣、保全等，不管幹哪行心中都有怨。唯有幹廿多年的另類農夫無怨無悔自在消遙。

我很幸運，罹癌之前已參加農會主辦的「市民農園」做一個兼職農夫，所以癌後轉念當專職另類農夫並不困難，而且還能隨病情需要不斷研究創新改進，由露地到空中最後演變到山居溫網室，自樹一格的高架箱植栽培。

一般人沒有定力沒有條件，想成功的轉念當一個另類的農夫並不容易，首先必須放下一切，不畏辛勞，其次必須面對最現實的問題，幹這一行只有不斷支出費用，別指望有收入，想以它為生計養家活口是痴心妄想。所以先決條件是這一生已是不愁吃穿的退休生涯規劃，或是「半農半X」的耕種方式，不為生計只是享受種植的樂趣。

我的開心農場，規模雖然不大，但工作也是相當辛苦的，可是我卻樂此不疲，越幹越有勁，除了生病住院及外出旅遊外，一幹就是廿多年。唯一的收穫是心情變好了，癌病也痊癒了，在山居可以無憂無慮安享到晚年。

難怪自古以來軍人的解甲歸田，文人的歸隱山林永遠被傳頌。而現代的電視、電影、小說最完美的結局，總是歷經滄桑後走向所嚮往的田園生活。

溫網室菜園種植與箱植栽培是違反自然農法嗎？

近來看到很多報導，崇尚自然農法耕種的農夫，他們反對溫網室栽培作物，理由是它違反及遠離自然農法。對此我有話要說。從事另類農耕已有廿多年歷史，雖然只是小面積栽培，但罹患癌症後為了保命養生，種植真正自然健康無毒的蔬果。

從市民農園，空中菜園，到山居的露地栽培，最後選定溫網室設施栽培。用心研究，勇於改進，且累積豐富的經驗，自認並不比一般專職農夫差。找出廿年前讀過由漢聲雜誌社翻譯的《日本MOA的自然農法》這本書，重新閱讀發現，日本溫網室栽培已有四十多年歷史，成為其MOA自然農法重要的一環。他們摒棄在溫網室內使用農藥及化學肥料，用自然農法堆肥，不斷改良土壤提升地力，使溫網室內作物的產量及味道一年比一年好，吸引世界各國農業人士前往參訪取經。

有人認為溫網室光照不足，事實上它覆蓋的透明棚布，只要常清洗灰塵及青苔，它還有聚光作用，光度會增強，夏秋季時，還要遮掉部分強光，以免產生葉燒現象。

有人認為溫網室內，沒有天然雨水沖刷，土地酸化會越來越嚴重，那是使用慣行農法，長期施用化學肥料，土壤才會有酸化的問題，使用有機堆肥，土壤只會越來越好，台灣地區酸雨嚴重，溫網室內因有棚布阻擋豪大雨，不但沒有酸雨危害問題，而且有機肥也不會流失掉。

乍看之下，所謂溫網室遠離及違反自然農法的問題，值得商榷。事實上它並不違背自然，並運用現代設施栽培技術，提升作物更完美的品質與增加產量。

處於土地貧瘠，蟲害嚴重以及常受颱風豪大雨侵襲的亞熱帶台灣，溫網室栽培有越來越多的趨勢，目前世界各農業先進國家，更是不斷的推廣運用。

「土壤是有生命的，並肩負重大的使命；它滋養著動植物，並為自然界涵養水源，與大氣循環有直接間接的關係……唯有善待土壤，萬物才能生生不息。」這是台灣土壤學專家留洋的「土」博士黃山內先生針對環境保護與農業永續所強調的。

為了種出健康無污染的蔬果，我對於土壤所付出的愛心，不會少於對子女的愛。

為了證明所言不虛，更印證對溫網室內栽培箱的土壤所付出的愛，我在蔬菜採收後，立即翻土準備日光曝晒後再種植。當小鏟子翻動土壤後，驚動整箱土壤內至少有大小成百上千隻的蚯蚓在蠕動，很多活動力強的大蚯蚓很快鑽到土壤裡，負責照相的老婆大人，還真來不及拍照做印證，它已逃得無影無蹤。

除了蚯蚓兵團外，箱植土壤中還有為數不少的馬陸、蠼螋、小蜈蚣、螻姑、蟋蟀以及一些叫不出名字的微小生物，而栽培箱外更有結網與不結網的各種蜘蛛、青蛙、蟾蜍、小蝗蟲、螽蜥、蛾類、蛞蝓、螞蟻、蜥蜴、小果蠅等等，它們在溫網室內有吃葷的，有吃素的，早就在溫網室內自然成為微循環中的小食物鏈。

這就是我種植的有機土壤，完全沒有使用農藥及化學肥料的成果。我並沒有檢測過土壤的酸鹼值是否屬於正常值，因為我從不擔心土壤會酸化、鹽化等污染問題（除非我不幸買到因農會把關不嚴的問題有機肥料）。因為看到蚯蚓及其他眾多小生物，在溫網室的種植土壤中快樂生存，它們就是我最好的檢測儀器。如果土壤有任何污染問題，溫網室內的微循環食物鏈，一定是最先出現預警。它們對我而言無疑是用小生命來把守蔬菜安全的第一道重要關卡。

溫網室菜園產量提高五倍以上不是神話

曾有農業雜誌報導，桃園地區的專業溫網室種植的農民，在短期葉菜類蔬菜方面，年產量比一般露地種植的蔬菜，平均可提高五至十倍，說來好像是神話。

直到自己在山居也蓋了一座溫網室，在種菜經驗越來越豐富後，發現產量提高五倍以上是事實，而非神話。

對於有連作障礙的十字花科蔬菜，從八月底到翌年三月的半年多期間，在同一空間種植小白菜、青江菜、芥菜、青花菜、高麗菜、包心白菜，結頭菜等，有些可連種三次，我還在大膽的挑戰第四次的連種。如果在露地種植，這些蔬菜頂多只能收成一次後蟲害就開始有了，很難再連續種植。

產量提高是因為溫網室可隔絕大部分病蟲害外，又可防止豪大雨、酸雨與颱風，以及東北季風對蔬菜的危害。還有更特別的原因，我採用高架種植，箱植的土壤可視需要全面更換，在同一空間可以連續種植，過去同樣種菜的面積，連自家食用都不夠，如今足可供應三、四戶人家，餐餐有吃不完的新鮮有機蔬菜。

我爲什麼不賣有機蔬菜？

有來訪客人參觀我的有機菜園，看到美麗可口的翠綠蔬菜常會問我一個天真的問題，為什麼不賣這麼漂亮的有機蔬菜，甚至有人想長期訂購。

我只能告訴他們，依據我的體力頂多只能照顧一至兩座溫網室菜園，所以無法量產。再則說現實一點，如果從金錢角度來考量，以市售的價格出售，連有機肥料的成本都不夠，何況設施栽培成本，加上勞力成本支出，就算提高為市售的五倍價格，也不會有合理的利潤。

設施栽培的溫網室菜園，一座要十幾萬元，種廿年也不可能回收，何況我是採用多樣化的種植，十幾種蔬菜每種產量都很有限，盡最大的努力，也只能長期供應三、四戶人家，且遇冬夏季蔬菜換季時約有一個月無法正常供應。

真正要達到經濟栽培，至少要有四、五十座以上的溫網室規模，除了土地取得成本，加上設施費用，以及必須請大批工人協助耕種及採收，因此投資費用相當高。

別天真的以為溫網室栽培，可以隔絕病蟲害而高枕無憂，如果不去管蟲害，溫網室的蟲害會比露地栽培更嚴重更可怕，例如萬一買來的十字花科穴盤菜苗，其菜背已有鱗翅目蛾蝶類下的卵，當它在菜園長大，由成蟲到蛹再羽化成蝶或蛾，如成功交配繁殖，一隻母蝶或蛾可以產下幾百個卵，化成幾百隻幼蟲，屆時溫網室內將蟲滿為患，後果可想而知。因為蟲蟲在溫網室有吃、有住、有地方躲天敵，以及有更好的繁殖場所。

為了剋制蟲害發生，避免任其繁殖而一發不可收拾，在堅持不用農藥的原則下，我只能用最原始的方法用手去抓，所以戴上頭燈，經常在夜半到溫網室內捉蟲，是山居的例行工作之一，無法手工抓除的如蚜蟲等，只有將整個栽培箱搬至網室外，以免越繁殖越多，還有最讓人頭疼的蟲害如善於跳躍的黃條葉蚤，及遇擾動即掉入土中很難抓除的猿葉蟲的幼蟲及成蟲。

至於大面積的溫網室專業種植，不太可能靠人力抓蟲，而且抓也抓不完。所以必須使用農藥殺蟲，否則遭遇大批蟲害肆虐時將血本無歸，這也就是業者不敢標榜真正有機栽培的原因，他們盡最大努力，也只能申請安全無毒的標章。

對快速成長的蔬菜應有的認知

在台灣種菜常會遇到連月的綿綿陰雨，因日照不足影響蔬菜光合作用，或陣陣梅雨過後的熾熱陽光造成的葉燒現象，以及最嚴重的莫過於颱風豪大雨過後帶來的嚴重災害損失，造成市場的葉菜類蔬菜因供應失調價格飆漲，讓消費大眾直喊吃不消。

為了盡快供應市場需要，達到供需平衡，號稱能在兩至三星期，供應市場的葉菜類蔬菜被大量搶種。

一般慣行農法的種植，以小白菜為例，種植的時間從播種起，廿一到廿八天即可採收，如運用穴盤種植時間更可縮短。可是我使用的有機種植，像小白菜照顧再好也都是一個半月以上的成長期才能採收，其他種類蔬菜採收期，也都比慣行農法更長的成長時間才能採收。

原因無他，慣行農法靠的就是農藥與化學肥料，化肥能讓其快速吸收成長，尤其又利用尿素及生長激素稀釋後，直接噴灑在葉片上，讓葉面代替根部快速吸收，使葉面看起來嫩又脆。再加上噴農藥殺蟲，菜葉看起來翠綠美觀，找不到任何蟲眼。

快速成長的結果，根部無法充分吸收土壤中的微量元素，農藥殘留影響人體健康，而施用過量化肥後，蔬菜吸收過多氮肥，加上因光合作用不足，無法消耗吸收過量的氮肥，而轉化成亞硝酸鹽，進入人體後變成亞硝酸氨成為危險的致癌食物。

快速成長蔬菜，雖可解決市場供需失衡問題，但對人體健康及對土地的不友善，都產生嚴重的威脅及影響。

為了自己及家人的健康，為了土地的永續經營，這種不尊重自然的種植方式，實在值得大家重視與反思。

在地、當季、有機的健康素食觀才能真正節能減碳救地球

不久前全球掀起吃素救地球的觀念，並倡行週一素食日。飲食不僅關係健康，更可以保護環境拯救地球。而不當飲食可以毀滅地球，這已是不爭的事實。

偏愛飄洋過海的進口高檔農產品，吃不是當季應該有的農作物，以及不是以自然農耕種植方式的素食食材，都談不上素食救地球。

進口的農產品，遠在國外，必須經過重重陸運及海運或空運，加上冷藏儲存，都是非常消耗能源的，當然不符合節能減碳救地球的訴求。

因為消費者愛吃非當地當季的作物，例如在台灣的夏季，喜愛冷涼氣候的十字花科蔬菜，在平地很難種得出來且蟲害特別嚴重，當低海拔農地種不出來當季蔬菜時，農人在有利可圖下，只好選擇在高冷地區濫墾濫伐，將原本的山坡保育地闢建為農地種植。住在號稱寶島台灣的我們，看到高山地區已經被開墾得百孔千瘡，年復一年的颱風豪大雨過後，越來越讓人怵目驚心的自然災害所造成的巨大生命財產損失，怎不令人痛心。

在台灣真正用自然農法的有機種植，在整體的比例上少之又少，因此有機農產品獲得困難，價錢相對昂貴，連中產階級都吃不消，更有不肖業者以假有機魚目混珠，讓消費大眾失去信心。

還在普遍使用的慣行農法種植作物，年復一年，使用超量的化學肥料，及用劇毒的農藥殺蟲（菌）除草，還有為了提高產量，減少病蟲害，降低成本的基改作物正方興未艾，它對人類潛在的危害還未可知。

我們的大地早成為寂靜的春天，吃素健康環保救地球已是刻不容緩的問題。

以上所列舉亟待解決的問題，大部分要靠有遠見、有擔當、有魄力、有作為的政府，訂定大政方針才能徹底有效解決。

因為有過健康素食及少肉多菜抗癌成功的飲食經驗後，我確信當健康素食成為主流觀念後，地球暖化才會緩解，自然災害才會降到最低，生態浩劫才不致更惡化，特別是飽受糧食危機，災荒連連的窮國，才能得到充分食物的人道救助，以及大地環境逐步改善後，這些災荒連連的窮國，才有機會從事農耕，自給自足。

作為一個小老百姓，為了善盡地球公民的責任，目前也只能盡本分，食用在地、當令、有機的食材，為救地球盡一己之力。

韭菜啓示錄

細數曾經種植過的幾十種蔬菜品種中，具有旺盛生命力，能永續種植，終年取之不盡用之不竭的非韭菜莫屬。

有機菜園中的韭菜是十幾年前不斷分株種到現在的。它好種又好吃，營養豐富膳食纖維又多，可連續採收，越刈長得越旺，它的病蟲害少，是我最喜歡種植的蔬菜。

韭菜可以炒肉絲、汆燙、煮湯，也可以做韭菜包、韭菜水餃、韭菜盒，也可種成美味可口的韭黃。每當採收時，我都會感謝上天的恩賜。

其實韭菜自古以來受到人們歌詠，在諸多讚頌韭菜的詩詞中，我最欣賞詩僧寒山子的一首勸世詩偈：

我見謾人漢，如籃盛水走，一氣將歸家，籃裡何曾有。
我見被人謾，一似園中韭，日日被刀傷，天生還自有。

韭菜的好處對我這個到山上抗癌養生的病人而言，又多了心靈上的啓發與慰藉。

韭菜採收從根部以上被刈傷後，它從不抱怨，又從零開始成長，且越長分株越多，不像很多作物被刈傷後是以死來相抗。

韭菜被刈傷跟做人的道理也是一樣的，捨得！捨得！有捨才有得，吃虧就是占便宜。它對我這個癌症病人受惠更多的是增長智慧學會放下，從零開始學習成長。

向「秀明自然農法」的勇士們致敬

近年來台灣有一群年輕的小衆，幾乎都是擁有高學歷，他們心懷理想，放棄高薪資、高職位，到山（鄉）居回歸田園，過著自耕自種，自給自足的簡樸生活。

他們堅持以秀明自然農法耕種，完全依循大自然法則，尊重土地，維護環境生態體系，除以樹葉，雜草堆肥外，不施用其他有機肥料，連有機農耕認可使用的如蘇力菌等農藥也不使用，當然，現代農業科技研發的設施栽培技術及資材，也幾乎不採用。

基本上我也是師法日本MOA自然農法與台灣現實環境不斷磨合折衷的農法，尊重生態體系，並結合現在農耕技術，在我的小小菜園內，具體而微的呈現自然農法。

由MOA分化出來，更堅持推動真正自然農法的「神慈秀明農法會」與MOA及鮑伯的新世紀農耕看似相同，都是尊重自然，但它們也有不同之處，基本上差別在於「施肥與不施肥」。

我佩服秀明自然農法勇士們的決心和毅力，他們放棄一切，遠離塵囂，過著安貧樂道，簡約純真的生活，更佩服他們竟然能靠辛勤而有限的農作收成維持生計養家活口。

我對秀明自然農法也很感興趣，但畢竟年紀大了，時不我予，沒有勇氣敢再嘗試，佩服這一群年輕小衆，並祝福他們永遠樂活幸福。

果真是外國的月亮比較圓——再談德國、日本與台灣的市民農園

山居養病時就下定決心，要比照台大教授韓選棠博士所著《農村轉型與休閒產業》一書中有關德國的市民農園來打造自己的新家園。經過十五、六年的經營，比之他們市民農園的成果，我感到非常自豪，因為我做的絕不比他們差。所不同的是，他們的長住型市民農園是群集式的，而我是採較大面積的單打獨鬥方式。

社區協會在二〇〇七年七月，由榮譽理事長施老師第二次組團到日本，作社區營造的參觀見學之旅，很遺憾當時我正在接受白內障開刀手術，無法一同前往。參觀前我建議他們一定要去公辦的笠間市市民農園參觀。他們回來後表示不虛此行，讓他們真正見識到日本政府為了國民健康及生態保育的用心及努力。

施老師從日本參觀市民農園回來後，曾邀集很多有理想有抱負而且學有專長的青年才俊，推動長住型的市民農園計畫，最後因沒有土地、沒有金援而中止，令人遺憾。

近年來在苗栗沿海鄉鎮，有某私人開發團隊看準這個商機，推動在非重要農業區，低等則的畸零地，以小坪數方式突破法令限制，分割出售，吸引很多人前往參觀選購，我在參觀後覺得他們的做法很好，只是售價太高，非一般大家所能負擔。

反觀我們政府推動市民農園，仍停滯在廿多年前的階段，不僅毫無特色，不能隨時代改變而

變得越來越差。近年來再度參觀龜山、竹南，及龍潭等最早推動的幾個市民農園，除了少數區塊像個菜園的樣子，大部分區塊是零亂不堪、雜草叢生、蚊蟲肆虐，公共廁所惡臭令人作嘔，更沒有好的休閒及盥洗的空間。

試想有誰願意在這種惡劣的環境下做長期耕作，築他們的田園美夢？能撐上一、兩年的算是不錯的，根本談不上永續經營。

如果政府能拿出魄力，認真參考德國及日本的成功經驗，在台灣規劃諸多長住型的市民農園，以只租不售的方式，讓真正嚮往田園生活的退休人士，有塊土地可以耕種，我想絕對可以少蓋幾座醫院，更可大量減輕健保支出的負擔。而在自然保育方面，特別是國土的保安，可減少許多山坡地被濫墾、濫伐、濫建。同時更可創造無限商機及帶動地方可觀的休閒觀光產業。

永遠少一塊種植蔬果的土地

就像有些女人，儘管衣櫃、鞋櫃有穿不完的衣服及鞋子，用不完的皮包，但她們永遠覺得少一套衣服，少一雙鞋子，少一個皮包。

其實山上的男人也一樣有這種心態，只是慾望不同。儘管房子夠住，車子夠用，但他們永遠覺得少一間（棟）房子，少一部車子，所以不斷的增建房屋。有了房車，又買休旅車，不久後又想添購四輪傳動車。

自從愛上種菜後，我也有永遠滿足不了的慾望。儘管種的菜已足夠供應三、四戶人家，每天有吃不完的新鮮蔬菜，可是我還是覺得永遠缺少一塊種植蔬菜的土地。

建了溫網室菜園，又闢建露地菜園及瓜棚。有了紅龍果園及百香果園，接著又建了草莓、蕃茄園。有了蔥棚、韭菜棚，又蓋了芽菜架，接著又想一塊日照充足的小空地做盆栽菜園。

山上這塊土地已經被充分利用，很難再找到空地種植蔬果，但看到新品種的蔬果，就想嘗試種植，土地永遠嫌不夠用。我肯定不久的將來，又會動腦筋找出一塊小空地，滿足我的慾望，不過老婆大人已經在抗議了，因為草坪的面積越來越小。

種菜的魅力無窮，雖然種果菜很累，種得越多越辛苦，有人不堪其累，但我卻永遠不改其樂，以勞動換來身心靈的健康快樂。除自己享受甜美的成果外，並可分享有緣的鄰居朋友們。

先前因為陷入這一生情緒的最低潮，以致心魔引來病魔，在歷經化療與骨髓移植的磨難，接著糖尿病糾纏的劫後餘生，幸有老天爺垂憐，加上眾多貴人相助，如今還能神清氣爽體力充沛，在步入老年的歲月享有這樣的田園樂趣，真是天大的福分。而耕耘這塊田園最大的收穫卻是在耕耘我的心田，除了感恩！還是感恩！

里仁爲美共創新家園

長庚醫院骨髓移植聯誼會到我家

在接受化學治療的緩解期間，主治醫師曾問我在家療養時都做些什麼？我告知常到山上找適合的山居地，準備病好後搬到山上住，從此他就很關心我找地的情況。

至今回想起來，當時決定買地真的好大膽，至少有三大難題就橫梗在眼前。一來買地、整地、造景、蓋房等動輒上千萬，我哪來那麼多錢。二來買地有太多的陷阱，被坑、拐、騙、吃虧上當是常有的事。三來抗癌能否成功還是未知數，唯一靠骨髓移植才有可能治癒的機會，但因年紀太大主治醫師還不敢冒生命危險幫我做髓植。

萬一買了地，抗癌卻失敗，留下的爛攤子如何收拾？美其名說死也要死在山上大自然的懷抱，好悲壯！事實上卻欠周延。當時只知道為了買地，頭也不回傻傻的一直向前衝。

也許是感動了老天爺憐憫我這股傻勁，讓我關關難過關關過，在髓植十個月後順利搬到山上。在一切都是草創的初期，連像樣的家具都沒有的狀況下，主治醫師及其家人利用假期到山上看我，並成功建議醫療團隊與社工單位，讓當年的「骨髓移植聯誼會」，選定在我的山居地舉辦。

聯誼會當天，移植成功的病友、家屬及醫療團隊的醫師、老師、護理師們一共來了一百多位，在山上舉辦一次成功的聯誼會。感謝這次聯誼會參加的病友、家屬及醫療團隊，因有他（她）們的關懷鼓勵、加油打氣，才有在山上以身心靈全方位抗癌成功的我。

成立協會打造新移民故鄉

在山上我比大部分鄰居早進住兩年，當我把山居抗癌與打造庭園的兩篇心得〈無患傳奇〉與〈生機花園〉，以野人獻曝的誠意就教於施老師及新加入的山居同好，受到絕大部分鄰居們的認同，尤其是施老師最贊同「生機花園」的理念，同時也影響她的造園觀，並且毫無懷疑的信任我，把她的庭園交給我以土法鍊鋼的方式去打造。

土地開發業主看準休閒地的商機，社區土地不斷被開發利用，新的購買戶陸續加入，施老師跟我及大部分鄰居們均憂心大環境將遭嚴重破壞。如何保有社區的好山好水，進而營造成一個優質的生態社區，是刻不容緩的當務之急。

我們覺得，必須成立協會做為山林的守護神，這樣不僅可保障與爭取住戶的諸多合法權益，免受「上有政策，下無對策」顢頇無能的「地方政府」官員，不斷假藉「山林的破壞者」之名，不明究裡的取締、告發、罰款，讓取得合法房舍建照遙遙無期。更可有效遏止惡劣地主與惡鄰違規濫墾破壞環境。否則大環境被破壞，每戶住家小環境整得再好，也失去價值和意義。

社區的外來移民包含有知名作家、教授、退休將校、科技菁英、畫家、陶藝家、成功企業家、退休公教人員等。並有多位具博、碩士學位，素質非常高，都具備生態保育概念，也都希望把自己的庭院甚至整個社區，打造成為一個風光明媚鳥語花香的世外桃源。

在施老師的號召下，很快的結合周邊數個社區籌備新移民故鄉營造協會。首先我們邀請在台灣享富盛名，執生態工法、綠建築、農村景觀再造牛耳的台灣大學韓選棠教授，到社區親臨指導，並做專題演講。

社區新住民在建立共識後，由韓教授的高足，同時也是苗栗縣社區規劃師張仲良先生多次親臨指導，並倡議結合社區特性，如在社區發現世界級的蘇鐵化石區，及為數甚多的恐龍時代孑遺的蕨類植物，而以「苗栗縣侏儸紀故鄉營造協會」為名稱，經呈報縣府核准正式成立協會，為共同打造台灣優質生態社區典範為目標共同努力。

個人有幸被推選為第一、二任理事長任期四年。為了建立優質生態社區，在協會成立後除了邀集社區同好，積極參加南庄地區的自然生態研習，並組團或三、五位鄰居好友相約到全省各處富麗農村、生態社區、有機農園、自然公園、濕地景觀，甚至無遠弗屆到日本的京都、奈良、岐阜縣合掌村（屋）以及笠間市住宿型市民農園及山梨縣萌木村做觀摩學習之旅。

協會也不斷舉辦認識社區山林原生植物之美，有機農園觀摩示範以及讀書會、音樂會、觀花、賞螢、彩繪、社區山林健行等活動，以增進情誼、凝聚向心、交流經驗、分享成果。

在全體會員的共同努力下，不到四年即展現初步成果，讓已完成庭園打造的住戶，受到來訪親朋好友們讚不絕口的好評。

由於社區營造的成功，引來大眾傳播媒體的興趣，不斷的採訪報導，造成慕名參訪及觀摩學習的個人或團體絡繹不絕，更有知名雜誌來採訪協會社區幾戶美麗的庭園後，將南庄地區列入台灣最適合境內移民的十個山居小鎮之一。

小木屋傳奇——癌重病友的養身福地

當敝帚自珍的鐵皮屋經過整修過後，來參訪的朋友多了，特別是罹患癌重病的朋友，非常羨慕我住在山上有這麼好的環境來抗癌養身，有些癌重病友及家屬直接表明希望我能開放住宿，讓他（她）們也有這個機會到山上抗癌重病。

因為條件不夠，我們並沒有答應，幾年後在賣掉都會區的房產，還清銀行貸款及親友借款後，利用剩下的一點小錢，蓋了一間十餘坪麻雀雖小五臟俱全的獨立小木屋，讓來訪癌重病友有個落腳之處。

第一位幸運的病人是經施老師介紹來的某位中年女士，她曾是施老師從事婦運時的戰將之一，夫婦曾同在某國立大學任教，因優異的學術才華被延攬到行政部門任一級主管。

施老師帶她們夫婦到山上拜訪我們，乍看她身體健康個性爽朗，不像是個有病的人，經她表明已分別在三個知名大醫院檢查出肺部有小腫瘤，希望能到我這裡休養，我們夫妻欣然答應，可是她先生卻極力反對，認為有病應該到醫院積極接受治療，怎能逃到山上躲避，為此夫婦兩人在小木屋前爭論得淚流滿面，勸不動太太，先生憤而下山，留下孤單的她。

為求慎重，她又到醫院，找權威名醫再作詳細檢查，並表明要到山上休養一段時間，醫生表示腫瘤還小，不利穿刺，同意她到山上作短暫休養。

蓋小木屋讓人休養，我們最初的原則是病人要有家人陪同並照料或自己能夠照料，愛妻見她一個人做飯不方便，就邀請她每日三餐共同用膳，讓她可以專注於健行、練功、靈修。

一個多月後她住院再度接受檢查，我們夫妻與施老師結伴到醫院探視，在醫院電梯口遇到她的先生，她先生很高興的說她的腫瘤消失了。在病房聽她高興的報告檢查結果，我們更為她的康復感到慶幸。

事後有人說可能是先前的檢查有誤或醫生誤判，真相如何連醫師也不知道。不論如何，腫瘤消失是事實。出院後她想請醫師開診斷證明以利銷假，醫師只得說：「妳根本沒有病，如何開立診斷證明書。」

第二位幸運進住的是一位某國立大學的教授，也是經施老師介紹，先前也跟我們有著教學相長的因緣。

在長庚醫院住院期間曾經熱心照顧過我的尤姓專業護理師，有一天夜晚帶著先生及小孩到山上觀賞螢火蟲，在閒談中她告知這位教授得了癌症。我把這個訊息轉告施老師，她很快就抽空到教授家探望。回到山上後立刻找我，她說教授罹患淋巴癌，拒絕到醫院接受化學治療，目前在家躺在床上會嚴重咳嗽氣喘，想站起來走動全身無力，摔得鼻青臉腫，只好整天靠坐在躺椅上，病情越來越惡化。

施老師勸不動他到醫院接受治療，只好要我再陪她去一趟。當見到教授後，就像我當初發病時一樣已相當危急，我以過來人的經驗告訴他，目前他全身都是癌細胞，必須立刻接受化學治療，讓病情暫時緩解，否則很快就會危及生命。

說動他接受治療後，他很幸運正好遇到台大醫院有位剛回國治療淋巴癌的權威醫師，在醫院接受一段時間治療後病情獲得緩解。

不久後施老師建議他到山上，在我家的小木屋療養，教授在夫人的陪伴照顧下，住了將近三個多月，這段期間我經常陪著他健行爬山，他自己也勤於練功，靈修，身體很快就康復，到目前我們還時有聯絡，他的健康狀況出奇的好。

第三位幸運的病人是一位中年婦女，她曾是一家知名醫院的護理師，不幸罹患大腸癌並轉移到肝臟，在接受醫院治療後，經山上鄰居介紹來小木屋休養，閒談後得知她想先體驗山居生活，如果滿意也想買塊山居地。

她告訴我們她婚後為家庭、為老公、為小孩付出太多，如今生病了，想好好疼疼自己，在小木屋住了將近一個月，有天她與先生跟我說，他們看上一塊地，很希望我們夫妻陪他們去看看並提供參考意見，看完地後我表示還不錯，只是售價高了點，正好業主我認識，於是找了業主來談，最後以理想的價格順利買到。

因有現成的木屋及已整好的土地，她很快就進住，因先生還在上班，除假日來陪同外，平時都是一個人在山上蒔花弄草、種菜養身以及虔誠禮佛，目前健康狀況非常的好。

夫唱婦隨屢有怨尤，婦唱夫隨相得益彰

山上鄰居們常有新居落成，大家準備佳餚茶點，邀請鄰居好友前來同賀，飯後男人們聚在一起各個口沫橫飛，大談打造桃花園的豐功偉蹟及得意傑作。女人們則聚在一個角落，各個互吐衷情，一肚子苦水傾洩而出，她們大部分是沒腿族，受到委屈一肚子氣，想離開也沒辦法，只得默

默承受。

她們一致認為只有吳姐（老婆大人）才是最幸福的，因為她看起來紅光滿面，快樂又消遙，俟老婆大人告知不足為外人道的委屈，眾女人們才知道，原來她們認為快樂指數最高的吳姐，也跟她們一樣，曾經是一個受盡委屈，在山上沒有空間的女人。

山上鄰居除了極少數特例的女強人，是自己主動要到山上，老公則是興趣缺缺難以配合外，絕大部分是大男人作主，女人只是配角，只能無怨無尤，無條件配合，男人主宰一切，說了就算數。由於先天上女人的力氣小，聲音又不夠大，女人被擠壓的空間，大概只有剩下廚房一隅的小天地。

當然我也不例外，大男人主義作祟，常令老婆大人無法消受，經過多年磨合，才慢慢建立默契，各玩各的，誰也不要管誰，誰也不要干涉誰，所以才能相安無事。

老婆大人平時喜歡以攝影寫日記，從購地開始，將山居生活所見的點點滴滴，非常完整的記錄下來，加上女兒買了一部功能不錯的數位相機孝敬她，更讓她如虎添翼樂此不疲，她將照好的相片，精選後，歸納整理分類，存入電腦。

在已過耳順之齡的我們這一代，操作電腦她算是高手，早就有心想玩時下年輕人盛行的部落格，與大家分享經驗。她自認文筆不好，希望由我執筆。我是電腦白癡，原本排斥這種新鮮玩意。

幾年前我們所認識的通靈朋友 Tad（泰德），突然對老婆說，妳應該成立部落格了。由於他的通靈能力，令軍人出身實事求是，一向不信邪的我，也不得不相信。於是只好乖乖聽老婆的話，婦唱夫隨，玩起部落格。

老婆以拍照當日記，我以看照片寫故事。老婆操作電腦，我在一旁口述及核對。真的是婦唱夫隨合作無間，互補互助，相得益彰，迷上 PO 文欲罷不能越玩越有勁。

愛上台灣的日本鄰居

山上的日本鄰居池上先生，來台經商三十多年，不僅娶得台灣賢慧的美嬌娘，更愛上台灣的山居地，成為我們的好鄰居，他的日式禪風木結構綠建築及和風庭院，鄰居們最有眼福，可以隔著野溪若隱若現看到有如人間仙境般的住所。

池上先生夫妻在經商有成後，以他跟妻子名字的最後一字為名成立「財團法人弘惠文化藝術基金會」，希望藉此推動生態保育、環境保護與關懷弱勢，促進和諧等人文藝術社會工作。

基金會成立初期，有感於工作經驗不足，行政作業生疏，希望鄰居們能幫助推動，由於我們夫妻先前已擔任過社區營造協會理事長及總幹事之職，辛苦了四年好不容易卸下心頭重擔，讓年輕一代接手。

看到他們夫妻熱心推動基金會，於情於理我們都應該義不容辭主動協助，本想不要任何基金會頭銜幫助他們，可是他們力邀我擔任要職，讓我很為難，最後答應出任沒有頭銜壓力，新增設的幹事一職盡力幫助他們完成心願。

基金會成立不久，他們夫妻希望我在春暖花開的季節，在他們山居家園辦理大型聯誼活動，廣邀鄰居及同好們參加。我成功建議他們辦理一次展現新住民共同努力營造了七、八年的協會各社區健行巡禮活動，並選定白天可觀賞盛開的油桐花，晚上可欣賞成千上萬螢火蟲出現高峰期的四月下旬舉辦。

活動當天遠從台北、桃園、新竹以及苗栗地區的同好來了二百多人共襄此一盛會，午餐後在她們家的草坪廣場，施老師還請了在任教時的學生段先生表演非洲鼓助興。

這次成功的聯誼，讓池上夫妻更熱心地方公益活動，如在地村莊新成立巡守隊，他捐助一輛四輪傳動的巡守車。還有村莊有幾位國立大學畢業的高材生，回歸鄉下務農，並成立農村辦公室推廣農村產業，他們只要舉辦相關活動，池上先生夫妻倆都會全力贊助。

池上先生愛上台灣，並在台灣成家立業，更喜愛南庄的好山好水，連日本的家也很少回去。我們慶幸山居歲月有他這位熱心公益的好鄰居。

「72族」之我見

不久前報載有關山（鄉）居72族的報導，吸引了我的注意。72族正確的唸法，應該是「七兩族」，也就是一星期七天只在週休二日，到山（鄉）居別墅渡假，用72族來稱呼這個族群，真是太貼切、太傳神了。

山居多年，對七兩族也有相當了解，想藉此機會，表達我個人的看法。

山上有很多鄰居，買完地後，一直到蓋好別墅，打造好庭園景觀，本來幾乎天天都來報到，享受自己辛苦設計打造的精美別墅及山林美景。

奇怪的是，要不了多久，到山上的日子，就越來越少，本來還持續每星期週休二日來山上渡假，過了一兩年之後，來山上的次數就遞減，甚至有幾個月都看不到人影。

別墅閒置，如果是社區形態，有鄰居長住，或有保全警衛，還稍可放心。可是獨門獨戶或遠離有人常住的鄰居，就成為宵小覬覦的對象，鮮有不遭小偷光顧的。而這些宵小幾乎多是青少年吸毒慣犯，他們也知道那裡沒什麼珍貴的東西好偷，他們的目的只是缺錢買毒品，所以山上人家只要有金屬類的製品，諸如鍋、碗、瓢、盆、水龍頭、不鏽鋼流理台面、電線、瓦斯爐與熱水器等全被搬光拆光變賣買毒。

有好幾位居住偏僻的獨門獨戶，因不常來住，不斷遭小偷光顧，偷掉所有可變賣的東西，最後連鐵門、鐵窗都被拆卸，令屋主寒心，怎麼可能再來居住。

買地、整地、蓋別墅，加上植栽造景，幾乎都要花千萬元以上，很難想像他們之前那麼熱衷山居，之後又視山居為畏途，連上千萬元的花費，一點也不覺得可惜，想轉讓沒有那麼好賣，因為蓋好的別墅，屋形及材質別人不見得會喜歡。

有人以為桃花源打造完成，就能一勞永逸，天天都能當寓公悠遊山林，享受美景，殊不知美景是要不斷維護的，天天都在山上還不一定做得完，何況一星期只來兩天，當然會有做不完的苦差事，光是除草掃落葉就讓人吃不消，還有更多意想不到的工作。請人保養維護，每個月近萬元的工資也是一筆負擔，久而久之，自然視山居為畏途。

有人到山上只是一時衝動，過不了多久吃不了苦，又回到紅塵俗世。

有人生性懦弱，遇到惡鄰，不敢面對問題尋求解決，而選擇逃避一走了之。

有人還在上班，計畫退休後長住山上，先蓋好美輪美奐的別墅。但計畫趕不上變化，退休後也很少到山上住。

有人更是離譜，怕蚊蟲，更怕蛇，看到蛇就魂飛魄散，再也不敢來，有人怕黑、怕阿飄，太陽下山之前一定走人。

有人只想當寓公，存著炫富的心理，築起高牆，庭院深深，和鄰居完全不互動，久而久之也就興趣缺缺。

有人存投資的心理，低價買地，蓋粗俗的別墅，表面上是山居愛好者，等肥羊上鉤再高價賣出。

有人夫妻不同心，買地後，才發現各有所好，不斷的起衝突，最後只好賣地走人。

以上所列舉的都是在山居不斷上演的故事，提供想山居的朋友們參考，心動不要馬上行動，應該靜下心來多方面考慮，您和家人適不適合山居。

政府該加油了！

山上鄰居們幾乎都有共同的心聲，打造理想的桃花源區，除了好山好水好鄰居外，更要加上好政府才行。

政府開放農地買賣已進入第十六年了，開放之初是中央有政策地方無對策，讓我們第一批的島內移民吃足了苦頭，在無法可遵循下，動輒得咎，無論整地、築路、水保工程、蓋房舍等等，不斷被告發取締罰款勒令停工，造成鄰居們人人自危，怨聲載道，因而與公部門爭論時有發生，歷經十六年磨合，法令制度雖有改善，但卻衍生諸多弊端及貪腐事件。

隨著島內移民蔚為風潮，山坡地不斷的被超限開發利用，公部門無法可管，就算有法也管不了，更可惡的是在有利可圖下，官商勾結，讓開發案一個接一個被核准，更有偷偷整地，並大剌剌的大打廣告出售，也不見官員取締，讓政府開放農地買賣的美意，成為只是讓少數業者與貪官污吏謀取的暴利。

政府對山林地開發案的管理所犯的嚴重錯誤是「本末倒置」，才會造成今天的惡果。土地開發業主在開發土地時，政府放縱不管或官商勾結，民代撐腰，等土地分割出售後，倒霉的是無知民衆。本想買完地後好好規劃，先做好水土保持、駁坎等有關最基本安全的工程，卻處處受限刁難，動輒被告發取締罰款。

政府是專挑小老百姓的軟柿子吃，還大言不慚表示山坡地被濫墾濫伐政府並不是不管，而且以取締小老百姓的案件多寡與罰款金額多少做為其政績。

政府對山林地開發案改進之道的當務之急，是要先嚴審土地開發申請案，並於業者開發完成，分割出售前的每一筆土地，認真作好會勘驗收，特別是有關安全的水土保持方面的工作，通過驗收後始准予出售。至於違規開發案，應嚴格取締並予重罰後勒令停工停售。如此民衆購地才有保障，山坡地的水土保持，國土的保安才能真正落實。

每次颱風豪大雨過後，山坡地坍方，落石、土石流不僅讓國人怵目驚心，生命財產損失更是難以估計，其中大多是人為不當開發山坡地所致。

再則法令多如牛毛，層層關卡，作業程序不夠透明化，以致弊端叢生，貪污索賄事件時有所聞。

近年來層出不窮的貪腐事件，上至前總統、政府高官、軍警高階、民意代表等等，真是大官大貪，小官小貪，讓台灣的貪腐惡名揚名國際，在世界主要國家，政府的清廉排行榜，居然敬陪末座，排名還在中國大陸之後，真是可恥又可悲！

想遠離世俗，做現代陶淵明，也難逃貪腐的魔手，政府再不整飭官紀，全面肅貪防弊，台灣就將淪為萬劫不復的貪婪之島！

是非恩怨剪不斷理還亂，師法癲僧謗欺辱笑由他

帶著健保ＩＣ卡內仍註明為「急性骨髓性白血病緩解期」的重大傷病，在老婆大人無怨無悔、不棄不離的陪同下，到山上抗癌養生，前一兩年真的是過著日出而作，日入而息，種蔬果而食，引山水而飲，高唱現代擊壤歌，早已忘了仍有癌病的陰影在身，過著只羨鴛鴦不羨仙的美好日子。

可是好景不常，周邊及附近土地，逐漸被開發利用，一波波島內移民潮，讓山上住戶越來越多，因為我們已有幾年的造園經驗，加上熱心好客，又有現成鐵皮屋房舍，自然我們的無患居就成為大家休息、用餐交流經驗相互請益的最佳地點。

從此人來人往，越趨頻繁複雜，加上當上社區理事長後又不得不管別人不願管的事，引來的是是非非，恩恩怨怨特多。尤其山居就像照妖鏡，人性的陰暗面，貪瞋癡慢疑常會赤裸裸的呈現出來。在與鄰居們合寫的《嬈嬌美麗是阮的山》一書中的山居百態篇已詳述，實在不願再重提影響不良情緒的往事，可是現在是是非非所引起的恩怨情仇後遺症仍然沒完沒了。

與當初到山上來養病的初衷早已漸行漸遠，害怕自己又陷入情緒的低潮，再度引發可怕的癌病，如何化解與避免山居的恩恩怨怨，在經過長期思考反省後，這幾年我採用的方式就是師法並勵行狀似瘋癲，實為聖哲的詩僧寒山與拾得傳誦千古的對話：

寒山問拾得曰：世間謗我、欺我、辱我、笑我、輕我、賤我、惡我、騙我，如何處治乎？

拾得云：只是忍他、讓他、由他、避他、耐他、敬他、不要理他，再待幾年你且看他。

在我罹癌的前後幾年就親身經歷了現世報，有位高級將領，曾兩度當我的頂頭上司。

有次我為了處理一個專案，兩個月沒回家，好不容易忙完專案休了五天假，第二天就毫無理由的被上司召回，當時我還只是個副職，連批准我休假的師長都覺莫名其妙。其後這位上司更是不斷的找機會羞辱及惡整我，我不知道是哪裡得罪他，只能怪跟他磁場不合，事後才知道，我們很多優秀的同學也在他的淫威下，度過一段受盡屈辱的日子。我含怨帶淚提前退伍，這也是主要原因之一。

在我退伍後不久，這位毫無人性、惡形惡狀的長官，剛升中將就中風住院直到退伍，退伍後雖有優渥的退休俸，並享有酬庸式的閒差事，他仍不滿足，貪求投資公司的暴利，最後搞得傾家蕩產欠一屁股債，只得開著四輪殘障車帶著老婆四處躲債，下場比死還淒慘。

這件事情也給我帶來警惕作用，我得了癌病有可能也是老天給我的警告，懲罰我過去的不是，感謝老天讓我有贖罪的機會。

山居這幾年對看不慣的人和事不再理會，情緒自然不受其左右，看似消極，實則是避免紛爭的最好方法。且過幾年拭目以待，相信老天爺會做最好的安排。

行有餘力則以學文及以文會友

集體創作——《嬈嬌美麗是阮的山》

政府開放農地自由買賣，本意在活絡農村經濟，卻意外掀起島內移民熱潮，嬰兒潮世代正面臨已退或屆退之齡，想尋找好山好水打造世外桃源定居終老。

有鑑於營造山居社區有了初步的成果，做為一個開放農地買賣後以島內移民自發成立的協會，營造現代桃花源社區的開路先鋒，我覺得，我們實有義務將我們的經驗提供國人參考，於是我將結合社區會員集體創作的構想，向施老師提出，沒想到她不僅非常贊同，並不斷督促我盡速策劃完成。

有施老師的保證與支持，我於是大膽的推動，先寫了一篇「好山、好水、好人——談我的侏儸紀新故鄉」的心得，以協會公函寄發全體會員，藉此抛磚引玉，期望他（她）們共襄盛舉。意外的獲得會員們熱烈的響應與鼓勵，紛紛將打造桃花源的心路歷程寫出來。

畢竟除了施老師是名作家外，其餘參與寫作的會員，雖然都有精彩動人的故事，但大多不是專業作家，甚少有寫作經驗，難以寫出生動、活潑、感人肺腑，甚至具有啓發作用引起共鳴的好文章，還好有施老師不斷指導以及會員們虛心學習，不畏艱難挫折，經兩年多的努力，以島內移民新社區第一本集體打造現代陶淵明經驗的專書終於付梓，感謝有施老師好文章的加持，這本書出版後很快就列入暢銷書。

當這本書成為有意築夢桃花源的經典書籍後，各地多處新開發的山林社區以及社團讀書會前來參訪取經。而精明的土地開發業主把這本書贈予客戶以廣招來客。也有網路同好熱烈討論書中情節。更感謝苗栗縣政府人事室林主任，因看了這本書後了解社區水土保持的重要，全力協助促成中央撥發專款，整治社區野溪的大工程。

〈我的山居抗癌心得〉、〈打造生機花園實際經驗〉，以及〈尋找桃花源的教戰總則〉等十篇文章，也引起癌重病友及讀者廣泛迴響而來參訪請教。

很多已購買山林地的同好還責怪我，為何不在他購地的兩年前出書，否則他們也不會受騙上當走冤枉路。

寫部落格可以「興、觀、群、怨」

孔子說：「詩可以興、可以觀、可以群、可以怨。」我不會寫詩，但藉寫部落格文章也一樣可以振奮精神、提升能量，觀察審視、自我檢討，交結同好、砌磋砥勵，宣泄情感、紓解壓力。

這對一個在山居以身心靈全方位抗癌的我絕對有加分的作用。

我把寫部落格當成寫日記，記錄山居歲月見聞及感想的點點滴滴，不必花太多腦力隨性而寫的短文，PO上網後雖非熱門部落格，但也引起同好格友與癌重病友等小衆的共鳴。

幾年下來持續PO文部落格，讓我們夫妻樂此不疲。除了上述珍貴經驗外，我們也得到始料未及的好處，畢竟年近古稀之齡記憶力減退、思緒欠縝密，如不是看著過去部落格所寫的為數甚多的文章，溫故而知新，啓發源源不絕的靈感，這本書就很難寫下去。

施老師筆下無患居的菜

二〇〇九年十月二十七日，施老師為了提高我們無患居部落格的點閱率，特別寫了一篇〈無患居的菜〉，謹將全文轉載如下：

無患居的菜　　施寄青

入山至今近七年，認識陳博夫婦已九年，我們是因買地才認識的，這九年來在山上與他們相倚爲命，沒有他們，我很難在山上安居樂業，我們相互扶持走過的山居歲月，全寫在《嬈嬌美麗是阮的山》一書不在此贅敘。

上山前豪氣干雲，想種菜，種果樹，甚至種茶，偌大的地可以好好利用，甚至還想挖池塘養魚，養雞、鴨、鵝，搭棚架種瓜。好一副田家樂的景相。卻忘了累字頭上是田，有田會累死人呀！這是看《大清天下糧倉》一劇中學來的。

眞正入住山居後，才發現光是除野草，就可除得我一佛出世，二佛升天，欲哭無淚了，遑論種莊稼，至於養雞、鴨，養魚那是異想天開。

但陳博悶頭就幹，從職業軍人搖身一變成農夫，再搖身一變成作家，班超是投筆從戎，他是棄武從文，他一點一滴摸索，到處求賢訪聖，終於轉型爲一成功農夫，夫婦兩人架設部落格，把當現代農夫的心得，一一公諸同好，不厭其詳的教給有心求教的人。

陳太是陳博的好幫手，夫妻倆也因架設部落格而使晚年生活過得更精彩。

我是他們家最直接的受惠者，從前年十一月開始吃陳家菜至今近兩年，甚少買青菜。

這一年多爲公幹只得常回台北，但只要能回山上，即便只能待上一天，兩天，仍趕回山上，一則可以睡個好覺，在蛙鳴蟲叫聲入眠，在鳥叫聲起床，是一種舒服透頂的感覺。二則可以大啖陳家菜園的有機蔬菜，此乃人間第一等幸福，何況是在桑榆晚景之年。

有人說老了要有老本，老伴，老狗。

老本不只是指錢，更是健康，若活得病病懨懨，就算活了百歲又如何？我沒老伴，不過有老鄰居爲伴，外加兩條淘氣的老狗，再加上我是發憤忘食，樂以忘憂，不知老之將至的人，算是老本雄厚（非指金錢，而是身心靈狀況），眞可謂快樂賽神仙了。

但我很清楚「始知盤中飧，粒粒皆辛苦。」我看著盤中青翠欲滴的菜蔬，想起陳博晚上抓蟲的辛苦。想起每次麻煩陳太爲我打稿子，接送我的溫馨情。

大德不言謝，銘感五內。

施老師的醍醐灌頂談「累、富」兩字與好書大分享

山居的某一天，施老師與我們到台中新社，接回一位參加十日內觀禪修課程的朋友回台北，在車上施老師談笑風生妙語如珠。因為我們都先後看過大陸拍的《大清天下糧倉》連續劇，劇中一段對白：「頭上有塊田，有田會累死人呀！」我們都是有田之人，所以都有共同體認，做農夫真的是很累。

曾在國立建國高中擔任國文老師，對說文解字，有更精闢見解的施老師還說：「累」字也代表男耕女織，隨著時代的進步，在多元化的社會，雖然不用男耕女織，但家庭中的男人與女人，仍應該充分合作，共同負擔家中生計，還有「累」字另一種解釋，代表一層一層的增加累積財富，累積幸福，累積智慧。

施老師再提供一個「富」字，家中有一口（塊）田，就是富有，這個富不只是指財富的富，更重要的是指健康就是財富的富，以及心靈富有的富。古人造字真的是很有智慧，把生活的美學

與哲學，發揮在造字的藝術上，真是妙不可言。

施老師的醍醐灌頂，不敢藏私，謹以「累」與「富」兩字轉贈有塊田，或想當現代陶淵明的朋友們參考。

手不釋卷的施老師喜歡買書看書，並把看過的好書，大方分送鄰居朋友們，我是最大的受益人。有些值得看的好書，她也從不吝嗇自掏腰包大量購買，熱心分送好友分享，讓我們這些鄰居們多一點書卷氣。

汪老師的自力造屋甘苦談

在山上長住的新鄰居只要具備條件與能力，大多會想自己蓋間夢想屋，我的夢想首選是蓋間土角厝，因為童年住在鄉下的土角厝，冬暖夏涼倍感溫馨。其次是想蓋間石頭屋，因為在軍中長年在外島駐防，住的不是坑道，就是土石砌成的碉堡、掩體，同樣也是冬暖夏涼。雖然它們都有一個共同缺點「陰暗、潮濕、通風不良」，但以目前的工法和技術這些都是可以克服的。

歲月蹉跎，十幾年過去了，就是不敢下決心大膽去實現夢想。山上鄰居們的素人造屋已陸續完成小木屋、鋼構屋、加強磚造木屋，也未能刺激我勇敢踏出這一步。

自己沒膽量蓋，看著好鄰居們蓋房子，從無到有實現夢想，能讓我引起共鳴分享經驗，也是一件樂事，在幾座建造的夢想屋中，以汪老師蓋的加強磚造木屋最具代表性。

認識汪老師也是結一個善緣，在社區協會成立後，有位鄰居太太很熱心帶我們夫妻到台北深坑汪老師的家做客，受到汪老師夫妻熱忱接待，汪老師任教於師範大學，看來溫文儒雅，琴棋書畫無不涉獵，汪太太溫柔婉約，精於琴韻，怎麼也不會讓人聯想到，之後他們夫妻竟然成為我們山上的素人造屋達人。

認識他們夫妻不久，我們也推薦給施老師，當施老師見到這一對恩愛夫妻，相談甚歡，而且讚賞有加。

汪老師的深坑別墅在山腳下的溪溝邊，原本離塵不離城，靜謐又溫馨，可惜這十多年來，周邊土地不斷被開發利用，居家安寧逐漸被迫害。他也嚮往我們的山居生活，想在山上買塊地，準備退休後搬到山上養老。

在施老師協助下，他以低於行情價買下一塊滿意的山林地，成為我們的新鄰居。

購地滿兩年，教職尚有一年多可辦理退休，在合法取得建照後，夫妻倆利用假日上山，開始整地蓋屋，我很佩服他們的膽識，剛開始沒經驗，出了很多烏龍事件，幸經專業師傅指導及自己用心學習，才能一一克服。

我們夫妻倆有天下午忙裡偷閒，臨時決定拜訪正在造屋的汪老師夫妻，當步行到他們家上方的下坡路段時，從小谷地傳來悠揚的古箏彈唱聲，在確定是他們夫妻彈唱王昭君曲調後，歌喉不錯的愛妻也一路跟著唱和。他們沒料到我們夫妻倆會到，見到我們來拜訪非常高興，接著又一起彈唱古詩詞曲調的老歌。五音不全的我，只能一面拍照錄影，一面聆聽美妙的古箏曲調及悠揚歌聲，我成為最幸福的唯一聽衆，不亦快哉！

汪老師的自力造屋，最困難最辛苦的階段已過，很多工作都已駕輕就熟，加上縣府核准工程完工的期限，又可延長兩年，在沒有時限的壓力下，可以悠悠哉哉樂在工作並利用工作休息時間彈唱古詞曲。

這對夫唱婦隨或婦唱夫隨的恩愛夫妻，施老師曾讚美他們是今之古人，是現代版的沈三白與芸娘。三白與芸娘的愛情故事，雖然成為千古佳話，可惜他們的愛情觀，是受到傳統禮教打壓，並不見容於當時主流的價值觀念。

三白與芸娘地下有知，一定會羨慕他們夫妻才是最快樂最幸福的現代陶淵明恩愛夫妻。

唱到黃昏時刻還欲罷不能，收工後我們又一同觀賞附近有如繁星點點的螢光大道，讓我們感到這一天真是幸福美滿，快樂又逍遙。

感謝汪老師夫妻一開始造屋，就大大方方讓我們報導，他們自力造屋的全紀錄，讓格友們看了既感動又佩服。

可惜我報導的只是一些表相，我請汪老師將兩年多來造屋的心路歷程，寫了一篇名為〈自力造屋甘苦談〉的文章與大家分享。

汪老師以汪呆為筆名，我認為取得真好，因為我曾看過日本木村阿公奇蹟蘋果的書《蘋果教我的事》、《這一生至少當一次傻瓜》。原以為汪老師是看了這兩本書後才以汪呆為筆名，其實《這一生至少當一次傻瓜》這本書他也看過，書是學生認為他這位老師具有傻瓜精神才送給他的。

聽汪老師自己說，汪呆是讀大學時同學給他取的外號，可見傻瓜精神他早就具備了。

讓我們以感恩的心拜讀汪呆的大作。

自力造屋甘苦談

汪呆

自力造屋聽來挺嚇唬人。我們親手打造的山居僅有三十六坪，並不豪華，但紅牆黑瓦，襯以翠綠竹林，素樸中見雅緻，而簷高三米，屋脊則近五米，優美中見不凡。初次來訪的朋友，總是讚嘆不已，不可置信的問道：「全是你們兩人自己蓋的嗎？」「當然不是，不過可以自己動手的事一定不假手他人。」得意之情，溢於言表。但說眞的，如果時光倒流，以現在的心境，未必有勇氣這樣做。爲了蓋棟房子，除了耗費大量精神體力外，也付出了相當大的代價。

八年前，我剛滿五十歲，生活安定，家庭美滿，教了二十多年書也日趨得心應手，感覺生命的列車在軌道上順利滑行。但內心深處隱約有個不太尋常的夢想在醞釀，我們有兩位隱居山中的朋友，他們寄情山水貼近自然的生活，深深吸引著我。每回造訪，俱感身心舒暢，躑躅於山間林下流連忘返，人生也可以選擇這樣過嗎？

命運的安排有時極爲玄妙，在一次朋友聚會中，意外的看到一片坡度不小的山坡地，尤其唯一的通路坡度極陡，令人望之卻步。仲介商看出內人的猶豫，巧妙的引我們繞行到土地的另一側，居然有一條清澈的小溪，巨岩羅列，溪水潺潺，光影浮動十分迷人。這下情況不同了，兩人交換一個眼神，當下就決定買了。就這樣生命列車轉換軌道，駛向完全不同的旅程。

我興奮的計劃自己動手蓋房子，怎麼會有困難呢？蟲蟻鳥獸不都是自個兒築巢造窩嗎？設計圖改了又改，想像著在森林中的綠建築，要有大片落地窗以坐擁山林，寬闊的露台以摘星攬月，浴室也要有景觀窗以便於月光中沐浴。妻子看我欣喜若狂，笑說像個拿到新玩具的小孩。事實上，自始至終這房子的確像我的大玩具。

經過三年多的漫長等待，建築執照才核准下來。夫妻倆擇定開工日期，就迫不及待的動手了。我們用鐮刀和鋸子在密不透風的荒草雜木中奮鬥了三天，闢出一片約一百坪的空地。儘管層層包裹，依然被蚊蟲叮咬七葷八素。這些恐怕已數十年不食人間煙火的小傢伙，自此否極泰來，蚊丁興旺一路伴著我們築夢造屋。

房子的設計是牆體採加強磚造，外牆做清水磚，屋頂用大木構造上覆日本瓦。雖說是自力造屋，真正能完全自己做的就是整地、砌磚和釘地板。其餘的工作，諸如挖地基、綁鋼筋、釘模板、灌漿、水電、鋁門窗及木工等等，還得仰仗專業的工人和機械幫忙，我們只是當小工打雜。說來彷彿很容易，實際情況卻不輕鬆。

年輕的時候，我也和過水泥砌過磚，台北房屋四周的圍牆就是自己砌的。砌磚牆也有點學問，磚要先泡水，水泥與沙子的比例要調配好，還得拉水平線，磚牆才會結實美觀。在工人綁好鋼筋灌好地坪之後，就輪到我們登場了。夫妻倆分工合作，我負責搬運、和水泥、砌磚等較粗重的活兒，妻子專司美容工作——填補磚縫並抹平溢出的水泥。由於我仍要上班，只能利用假日施工，平均一天約工作十小時，晚上還得伏案備課改作業，一天當兩天用。我向學生說：「我不是在工作，就是在做工。」

有時會想，是否我的個性有些異於常人？愈辛苦的事做來愈帶勁，朋友經常說我是吃苦當吃補。在眾人眼中如此辛苦又不可思議的自力造屋，我只是覺得很好玩。不曾想過萬一工程不幸失敗，可能會製造出一個超大型廢棄物，更沒考慮到妻子的感受。在我看來新鮮有趣的工作，對她而言其實是極爲沉重的負擔。我沈醉於自己的中年大夢，全沒留意她的心情起伏，險些釀出不可收拾的後果。

剛開始砌磚，兩人精神奕奕，時而談笑，時而高歌，玩得不亦樂乎。但一天十小時以上的勞動，畢竟不輕鬆，到後來大家都累了，動輒爲一些小事起口角。在幾回大吵之後，我意識到問題的嚴重性，不禁後悔早知如此寧願不買地。但工程未竟也不太可能放手不管，要繼續下去，又擔心感情裂痕更難彌補。進退兩難心力交瘁，這才眞的嚐到苦頭了。生命列車有些失控，美夢是有可能以惡夢收場的。

我們總共花了包括寒暑假在内的一整年假期，才終於將内外磚牆全部砌好。用了一百多包水泥，超過十噸的沙子，砌了兩萬多塊磚。我三度拉傷腰部，每次都得停工休養一週以上，到現在彎腰做事仍常感不適。我們流的汗加上被蚊蟲吸的血，怕也有幾十公升吧！矗立眼前的大片磚牆，不啻血汗長城也。而最令人心疼的是，爲避免蚊蟲叮咬，長期戴帽子包毛巾工作，頭髮悶在汗垢中，落髮情形嚴重，等到房子蓋好，頭髮也掉得差不多了。只好強逞英雄：「我用頭髮換房子，很值得。」

最苦的其實是内人，砌磚到最後階段，幾乎要精神崩潰。她本是父母的掌上明珠，何曾吃過這種苦。嫁給我之後，升格爲師母，不時要揮汗烹煮大餐，款待眾多好友和學生，收拾清洗雖不輕鬆，好歹也只是忙個半天罷了。沒想到年屆知命，卻得在荒郊野外做苦工。寒風烈日，蚊蟲叮咬，實苦不堪言也。有一次寒流過境，山上氣溫只有攝氏六度，淒風苦雨，看到她凍得嘴唇發紫，兀自強打精神工作，殊爲不忍。後來她忍不住抱怨：「只有瘋子才會自己蓋房子！」應之曰：「只有傻子才會嫁給瘋子！」看她一時氣結哭笑不得的模樣，眞是可愛極了。

磚牆完成後，輪由木工進場，讓我們能喘口氣，我也努力調整自己的心態，修補感情的縫隙。木工師傅是兩位堂兄弟，誠懇實在，工作效率很高，工程品質也很好。花了一個月，把五個大桁架釘好，找來大吊車將桁架一一固定在灌好的牆柱上。接著上樑、釘屋頂面板、鋪防水毯、釘瓦條、掛瓦一氣呵成。這段期間正值盛夏，三十多度的高溫，頂著烈日在屋頂上工作，眞能把人烤出油來。我們兩個小工不敢怠慢，也跟著上房幫著釘木板、漆柏油、掛瓦片，沒兩天就晒得像兩隻龍蝦似的，相顧無言，唯有面通紅。屋頂做好，我們幾乎脫了層皮。但此刻屋子規模粗具，壯觀得讓人要掉眼淚，小小皮肉之苦也就不放在心上了。

工程到此已近尾聲，水電及鋁門窗師傅相繼進場。再請專業泥水師傅粉光內牆，最後就剩下釘地板和油漆牆面了，這當然還得由我們負責善後。因位處山區又居於谷地，特別將地板架高五十公分以避潮氣。先砌兩百多個磚柱當基礎，再用兩層防腐木材做大小骨架，釘上企口地板，室內頓時亮麗起來，工地忽然有家的感覺了！由於工程花費頗鉅，不免有些捉襟見肘，我們選擇較爲便宜的南方松地板，還得自行重複打磨和油漆三次之後，才變得較爲光滑，且呈現出自然的木紋光澤。最後室內牆壁的油漆工作，是在輕鬆愉快的心情中畫下句點。經過兩年的努力，我們眞的做到了呀！

縣府核下使用執照的那一個週末，我們在台北一家高級餐廳好好享用一份豐盛的自助餐，慶祝我們終於完成了這個近乎不可能的任務。自己雖不算專業，但每一塊磚上的水泥都絕對紮實。我的信念是盡量要求美觀之外，一定要粗勇（台語）。房子完工迄今三年餘，歷經幾次颱風地震，都平安度過。有些鄰居家的豪華木屋偶有滲漏情形，我們的紅磚屋屹立不搖，滴水不漏，想來頗爲自豪。

兩年前自教職退休，總算如願遷居上山，生活逐漸安定，感情世界也慢慢恢復舊觀。生命列車經過長途奔馳，終於要停靠大站了。卸下責任和義務，有更多時間面對自我，看看過去，想想未來。人的一生充滿不可測的變數，成敗得失往往是一線之隔，美滿的婚姻險些葬送在我的中年大夢中。想來眞要感謝老天爺庇佑，兩人沒有眞的鬧翻，不然這房子再好，又有什麼意義呢？

這一年多長住山上，後續工程也逐一完成，有浪漫的桐花平台，可席地而坐的日式茶亭，以及一個觀星賞月的大露台，還挖了個生態池。經過幾年的磨練，做工也愈見精細。當然也闢了菜圃，種些瓜果樹木。鎮日沈浸於自在安寧的氛圍裡，充分領略回歸自然的美好。在感恩和讚嘆中，日子過得平淡而充實。

幾經曲折，生命列車在新軌道上穩定前行，展現更優美的視野。人生到此似可無憾！然不免猶有一問：「我們再蓋棟房子玩玩如何？以我們現在的技術，一定可以蓋出更棒的房子！」山妻白了我一眼：「那你去娶個小老婆陪你玩！」

二〇一四年九月於南庄臨溪小築

孩子們的快樂天堂

二十多年前住在都會區的好鄰居，也是我兒子的乾媽，有三個子女，如今都已成家立業，而且兒女成群，從幼稚園到國中都有，放假時最喜歡到無患居遊玩。

他們一來就帶來了七、八個小孩，時而盡情的在草坪上追逐嬉戲；時而在魚池、蓮花池、生態溝餵魚、釣魚、捕魚；時而採食水果；時而……，真是玩得不亦樂乎！

很多小孩子不喜歡到山上，因為蚊蟲多，又沒有玩伴，有些地方因收視不良也沒有電視可看，更沒有電腦可上網打電玩，可是無患居卻能讓他們念念不忘，吸引他們一次又一次前來。

真正能吸引他們來的原因無他，秉持生機造園的理念打造的無患居，讓豐富的自然生態引發孩子們的好奇與興趣，才會讓他們流連忘返，樂此不疲。山上成為孩子們的快樂天堂，來了就不想離開的地方。

為了豐富我的無患居部落格內容，增加可看性，我把主意打到兒子乾姊的三位兒女身上，因為他（她）們個個都是作文高手，我請他（她）們PO文。大姊因準備高中聯考，功課壓力大無法參與，二姊廖明萱國一升國二，小弟廖明煦小三升小四，都寫出超齡的好文章，他（她）們在無患居遊玩所生動描述的心得與感想，文筆之流暢，比之同齡的小朋友甚至大學畢業生毫無遜色。

謹將兩篇文章轉載提供讀者分享。

與大自然爲伍——南庄之旅

廖明萱

熾熱的暑假，我們一家規劃到座落於南庄山腰上的陳公家——無患居遊玩。沿路上，花草繁茂，眾樹矗立，蒼翠的葉片簇擁著枝枒。眾多花兒欣欣向榮，各個爭妍比美，蔚爲壯觀。大地盎然的生機，風景中自有風景，令人心曠神怡。坐在車上的我，目睹了一幕幕美麗的光景，已渾然忘我，神遊其中……。

抵達了目的地，我心雀躍著，正催促著我盡快下車。我跟陳公、陳婆打過招呼後，便迫不急待快步至一個池畔邊。只見水中的噴泉灑出一波波燦爛的水簾，濺起了圈圈的漣漪。水面上波光粼粼，清澈透明，好似一面明鏡。此時，一股縷縷的幽香撲鼻而來，似有著白皙的柔嫩肌膚，卻有著堅貞的氣節，它，就是高雅的玉蘭花。須臾間，蟬聲大噪，蟲鳴四起，伴隨著鳥兒高亢的吟叫聲，規律而活潑，猶如一場盛大的音樂會。音樂會帶來歡樂的氣息，真可謂大自然完美的「詮釋者」啊！我細細的聆聽，心無旁鶩。置身其中，彷彿置身在與世隔絕的人間仙境一般。

好一個靜謐的夏日午後時光，大家在涼亭裡促膝談天。有時訴說工作的沉重，有時吐露生活的瑣事，有時埋怨課業的繁雜，談笑風生，好不熱鬧啊！然而，這些不愉快的事情，就在這聊天之際化爲烏有，消失殆盡。我倚靠著微微晃動的搖椅，身體隨之擺盪，出神的凝望著環繞四周的山峰綠意，青山疊翠，龐大的樹木，緊密的相互依偎著，形成了整片壯觀的樹海。每當風兒疾振，洶湧的有如高低起伏的海浪，響起「沙沙沙」的聲音。之後，我與家人在碧綠如茵的草地上，暢快的打羽毛球，盡情的奔馳，放縱自我。頓時，我無意間瞥見那棵熟悉的阿勃樂，竟然開起了美麗的金色小花，猶如金玉點綴在英勇的帝王之身，令我不禁肅然起敬。心想：這豈不是大自然巧妙的傑作嗎？「萬物靜觀皆自得」就是此時我的心境寫照。

如此愜意的休閒生活，在夕陽臨門前，漸漸的落幕了。臨別前，我看到周遭的花草樹木左右搖曳著，似乎向我們揮手道別，狗兒也汪汪的大聲吠叫，彷彿提醒著：「再見！下次再來唷！」我會心的一笑，帶著滿滿的幸福踏上歸途……感謝陳公、陳婆。

南庄釣魚樂

廖明煦

今天我們要去南庄陳公家釣魚，我們準備魚具、魚餌，還有快樂的心情，就浩浩蕩蕩的出發了。到了陳公家，一開車門，小狗就汪汪的叫了起來，好像歡迎我們到這裡玩。

過了不久，爸爸就對我說：「我們來釣魚吧！」爸爸先把魚餌鉤在釣魚鉤上，就開始釣魚。沒一會兒，魚兒接二連三不斷的上鉤，眞是爽呆暴！

後來，我們去三秒池（就是容易釣到魚的地方）釣魚，結果不但釣到魚，還釣到大魚。

中午，我們就享用著一盤香噴噴的炸香魚，這眞是快樂的一天。

談癌論病，不惑不憂不懼

我不是醫生，更沒有靈丹妙藥

自從寫書以及在網路與部落格將抗癌心路歷程提供有緣人參考後，很多癌病友及其家屬來拜訪。我都很樂意提供自己抗癌的經驗心得，大部分來訪的病友及家屬，也都能肯定及佩服我所做的一切。

但也有少數的病友及家屬，把我當成救命醫師，希望在我這裡能找到救命仙丹，可以立即治好他的病，所以我說什麼他們都聽不進去，更不可能去改變自己。

說實在，我能提供的意見，也都是放諸四海皆準的健康之道——放下一切先從生活、飲食習慣改變做起，生活規律正常，清心寡慾，革除不良惡習。在飲食上力求均衡營養，精緻美食改為清淡粗食，少油、少鹽、少糖，拒絕高熱量、高蛋白、高膽固醇，及精緻加工醃漬過的高壓力食物。

他們對這些建議大多是心存懷疑，就算認同，想改變也會質疑還來得及嗎？

有不少是家屬來拜訪，因為病人自己不願意來，所以再怎麼跟家屬說也是無濟於事。病人還在怨天尤人，自暴自棄，哀莫大於心死，連親密家人都說不動，我也愛莫能助。

想到自己不幸罹癌，走出哀傷期後，除了全力配合醫生治療外，也到處看書找資料，吸取別人寶貴的抗癌經驗，只要能改就立即改變，不能立即改變的，也在病情好轉後逐步改善，才有廿年後身心靈全方位抗癌成功的我。

天無絕人之路，唯有自助，才會有貴人來相助，最後更能感動老天來幫助。這句話是我送給癌病友的金玉良言，希望他們永遠不要放棄自己。

「與癌共存，和平相處」觀念之我見

近年來有很多人倡導「與癌共存，和平相處」的觀念，這種見仁見智的說法我不能完全接受，特別是血癌病患。當骨髓或周邊血液發現不正常的芽細胞，此時自體免疫功能下降，無法消滅它，任其不斷分裂快速增生，就會立即危及生命安全。這也就是血癌可怕之處，只要發現就是末期，放任「與癌並存、和平相處」不積極用藥物化療與放療，無異自毀長城坐以待斃。

近來更有所謂宗教人士倡言，癌病的手術切除是讓劊子手對自己器官行刑，而化療與放療是用毒藥來謀殺自己。還說只有與癌細胞和平共存，癌病才有希望，並在電視媒體大做廣告，對此我更是不敢苟同。

我是軍人出身，我認為對入侵的敵人或國內反叛軍，只有徹底摧毀，才能確保國家安全。如國力衰弱無力還擊而與敵謀合，也只能是暫時的權宜之計，必須痛下決心勵精圖治、修明內政，才有雪恥復國機會。

癌細胞原本是體內的正常細胞，因受刺激而產生之病變，危害正常細胞及器官，當免疫功能無法破壞它，或認為它原本也是身體的一部分，而分不清是敵是友而無法採取行動，此時只能靠手術與化療、放療才有治癒的機會。

戰爭的原則是將戰場開闢在境外，以避免讓國內一片焦土生靈塗炭。可是對國境內的敵人就必須忍受戰爭帶來的破壞，只要國家存在，最終還是有機會重建復原的。對付體內癌細胞也一樣，只有以壯士斷腕的決心做必要的犧牲，以保全大局。以手術切除自身器官固然殘忍，但該切除的部位早已成為毒瘤，如不採取斷然措施而任其快速增生，必將危及生命安全。

以化療、放療阻止或抑制癌細胞擴散，雖同時對正常細胞造成殘害，但放任癌細胞擴散不管，正常好細胞終將被荼毒殘害，權衡得失，化療、放療是必要之惡，不得已而用之。唯有如此才能有機會保住寶貴的生命。

在醫技越來越發達的今天，化療藥劑副作用與併發症，有越趨減輕、減少之勢，而放療也越趨縮小打擊面，避免造成大面積的迫害。

廿年前我所接受的化療、放療，生不如死的痛苦磨難，比之現在看到有幾位抗癌鬥士談笑風生的現身說法，真為他（她）們感到慶幸。短短廿年醫技進步的神速，化療、放療的痛苦與副作用已減輕得太多太多了！相信不久後，癌症的治療會有更驚人的成就。

學以致用全軍破敵

這一生曾為所學專長，未能充分發揮在職場上，而耿耿於懷感到遺憾！直到成功抗癌後，這些遺憾才被逐漸消融。

因愛好運動又具備有好的身材而讀體育學系，畢業後在軍中雖未發揮所學專長，但壯碩的身體卻成為爾後抗癌的本錢。在軍中被迫放棄本職，重新規劃，循正統發展，先後考入三軍大學指參與戰爭學院，學的是大軍作戰，成為爾後抗癌的累積能量。

「兵者，不祥之器，不得已而用之。」愛好和平本是人類天性，承平之世任誰也不樂意見到殘酷的戰爭。學大軍作戰對國家、國軍而言是備而不用，「勿恃敵之不來，恃吾有以待之。」對我個人而言，學大軍作戰說現實一點，是具備資格成為晉升之階。沒想到這個軍事專長並沒有在軍中充分發揮，更沒運用在對敵人的戰場上，卻用在自己體內對付反叛軍的戰場上。

我把抗癌戰爭當成攸關國家安危、生死存亡的大戰役來打。先有運籌帷幄，才能決勝千里；有謀定才能後動。因此，罹癌後走出悲傷期面對癌魔的首要之務，就是找出致癌因子，然後才能集中全力發動攻勢消滅癌魔。

大軍作戰致勝關鍵主在「全軍破敵」。「全軍」就是健全與保持完整的戰力，而「破敵」就是以完整的戰力，迅速而安全的接近敵軍主力。形成有利的戰略包圍態勢，進而徹底圍殲敵人有生戰力。

學體育愛好運動讓我一直保有健壯身體的本錢，儘管長期接受化療的摧殘，身體也沒被搞垮，連主治醫師都不得不讚嘆的說我是「天賦異稟」，這就是所謂的「全軍」。學大軍作戰所蓄積的能量，如同抗癌的正規療法是以身、心、靈全方位對抗癌魔，形成有利的戰略包圍態勢以徹殲癌魔，讓其永遠無法復發。

事後寫這篇文章，讓人會認為我是事後諸葛亮只是後知之明，或硬把戰爭原理原則套在抗癌成功的經歷上。說實在的，我在抗癌過程中確實沒有想到這個先見之明，可是事後回想，我真的是一步步穩健的朝這個方面邁向抗癌的成功之路。也許這是老天早就安排好指引我走的抗癌之路。

折翼天使走出重度憂鬱

山上有位鄰居原是愛妻的女同事，在我們買地後請他們夫妻來參觀，沒想到他們也買了附近一塊地。

不久後他們因買地糾紛與地主對簿公堂，訴訟不斷。接著又因她任職的單位主官涉及貪瀆，無辜的她不斷被檢調單位約談調查。原本活潑開朗、人來瘋的個性，到哪裡歡笑就在哪裡，是大家公認的康樂箱，怎麼也想不透她會得重度憂鬱症。

病後的她必須靠藥物才能控制。事後她告訴我們，才得知她幾度上樓梯就想往下跳，就此結束一切，好在有家人的諒解，才逐漸走出憂鬱陰影。

山上有位畫家得了憂鬱症，在病情緩解時寫了一本《以畫療傷》的書，大家看了對作者的大部分內容描述「霧煞煞」。她看了之後對我們說，這本書只有他們這種人才能引起共鳴，真正寫出憂鬱病患的內心深層感受。

她還在上班只能利用例假日到山上療養，她老公則整理庭園以及退休後自力建造鋼構屋的要求標準甚高，而且要付出極大的勞力，心疼老婆的老公，希望她不要太累，所以禁止她做粗重的工作。原本是將門之女的千金小姐，加上個頭嬌小的她，也幫不了大忙，她只得在斜坡上、下的畸零地及邊陲地帶進入她蒔花弄草的世界，十幾年下來原本不起眼的這些死角地區，居然成為庭園景觀最美麗的焦點。讓我最佩服的是，很多大男人搬動都覺困難的大型帶盆植栽，她一個人都有辦法去盆落地入土種植。

病來如山倒，病去如抽絲，她的病就這麼一點一滴，半絲半縷的在接觸陽光、勞動、流大汗後（原本她汗腺並不發達，甚少流汗）的田園療癒中逐漸康復了。

論同病相憐高凌風先生之不幸

享譽歌壇被稱「青蛙王子」的高凌風先生，二〇一二年發現罹患血癌，二〇一四年二月不幸病逝，留給歌迷們無限哀思。

與我年紀相仿的高凌風，有著獨特的唱腔、誇張的舞步、戲謔的歌詞、遊戲人間的大膽風格。當年曾有許多膾炙人口的歌曲，風靡大街小巷。我生性保守不喜歡標新立異，可是聽高凌風的歌，在我的苦難成長背景中，不啻為一份興奮劑。

人死為大，如今我舉例並評論高凌風失敗的抗癌例證，對他也許不夠厚道與尊重，但如能以我同樣是血癌病患評論他的失敗，希望他做一個逆境菩薩，教化人心也應是他留在人間的功德之一。

高凌風不幸罹患血癌後，雖曾循正統西醫療法治療，但幾次療程後，就受不了化療藥物副作用帶來的痛苦，而成為化療逃兵並尋求密醫的另類療法，最後還是逃不過死神的召喚。

他這一生早已名利雙收，但他始終看不破名利。死到臨頭還不能放下一切，他忘不了昔日的光環與觀眾掌聲，病入膏肓還心心念念出國辦大型演唱會，病中照樣造形奇特，將頭髮染成五顏六色，他的病就有可能是長期使用化學染髮劑所造成的。最要命的是，他擁有的財產到底是資產還是負債，與他的枕邊人爭得你死我活，鬧得沸沸揚揚，惟恐天下人不知，恩怨情仇剪不斷、理還亂至死方休。

高凌風罹癌後還能苟延殘喘一年多，絕對不是靠密醫的另類療法，而是靠不定期到醫院輸血。他辜負了捐血一袋救人一命的捐血人愛心。

高凌風病重時曾說，就算死也要死在舞台上。我不敢苟同的是，那只不過是畏懼死神步步進逼的無奈悲鳴罷了。他最應該做的是面對事實，學習放下，改變一切以身心靈全方位抗癌。等成功後再重新站上舞台，才能贏得世人更多的掌聲。就算不幸失敗也會贏得世人的尊重與懷念。

追逐美食對身體是負擔也是病因

打開電視頻道，無論中外，幾乎同時都會有幾台在播放美食的節目，看了雖然令人垂涎三尺，但對我而言已引不起興趣，更認為這些美食吃多了，對身體是負擔，也會導致病因。

我是運動員出身，因活動量大，從年輕起就幾乎餐餐飽食，總以為吃得飽，吃得豐盛才能夠攝取足夠的養分，維持強健的體格。

隨著年齡的增長，以及生活水準的不斷提高，追逐美食成為我的喜好之一，加上隨著職位的晉升，交際應酬，送往迎來，餐餐大魚大肉，在外島擔任主管期間，接待不完的來賓或接受上級督導，有永遠沒完沒了的山珍海味及精緻美食。

不論大魚大肉，或山珍海味，這些美食幾乎都是高油、高鹽、高糖、高蛋白的高壓力及酸性、墮性食物，長期下來身體焉有不生病之理。

罹患血癌後，經徹底檢討反省改正，在飲食習慣上作了一百八十度轉變，從健康素食開始，以自種有機蔬菜為主，粗食、淡食，身體才逐漸恢復健康，進住山區後，更過著簡單純樸的生活，盡量減少應酬，早已不再追逐美食。

這幾年罹患糖尿病後，在醫師及營養師的嚴格要求下，更是勵行吃七分飽，拒絕甜食與少吃澱粉類高熱量食物。

山居十五、六年，自種有機蔬果，及山中自然野菜的原汁原味，早已征服我的味蕾，成為清淡爽口的健康美食。

偉哉！一位抗癌奇人的壯舉及其他

幾年前看到一則報導好感動，一對夫妻年紀與我們夫妻相仿，也有著相似的抗癌心路歷程。報導中說，妻子癌症末期，醫生宣布死期將近，先生毅然辭掉高薪工作，買了一艘遊艇，已環遊世界廿多個國家，因遇到海上強風大浪，被迫在台灣靠岸。接受採訪時她神采奕奕，令人欽佩的是，罹癌接受治療後，羸弱的身軀，加上原本就暈船的她，竟然能克服海上的艱困及惡劣的海象，她堅強的毅力及耐心，以及先生無怨無悔生死與共的相伴，實在令人敬佩。

回想自己有幸逃過癌症一劫，看到報導後以及山居十五、六年來，認識很多抗癌重病成功的奇人異事，爰提供下列幾點，供癌症病患及其親人參考：

1. 勇敢面對事實，接受正統療法。就算醫生放棄，自己也不能輕言放棄消極等死。如需化學治療，雖然活罪難逃，但不做化療，卻是死路一條。
2. 放下一切，徹底改變，包含生活、飲食習慣、居家環境、思想觀念、心性等。回歸自然，清心寡慾，絕對會有意想不到的療效。
3. 自助、人助、天助，永遠是對抗癌重病成功的不二法門。
4. 愛的力量無窮，唯有親人無怨無悔、無私無我的關懷鼓勵，全心全力照顧，才有可能起死回生。

5.反省懺悔、積德行善、趨吉避凶，抗癌成功不是沒有可能。

情緒致癌，情緒治癌

曾與多數癌友深談，大多肯定惡劣情緒所產生的負面能量會招來癌魔，這些癌友也承認生病之前的一段日子，是一生中情緒最差的。情緒會導致癌病這已是不爭的事實。

同樣的情緒也能治癌，能以好的情緒樂觀積極的態度提升正面能量，也可以趕走癌魔。

在長庚醫院四年治療期間，接觸無數罹癌病人，感受特別明顯，最能印證「情緒致癌與情緒治癌」。茲就下列幾個實例來說明：

1.情緒致癌方面

有位同房的年輕病友，除了吃飯睡覺外，離不開手機與朋友通話喋喋不休講個不停，主要是傾訴他生病的負面情緒，一個月的通話費用，照顧他的媽媽說至少上萬元。不停的講電話，讓我們同房病友大感吃不消，連休息時間都被打擾。每到用餐時間，母子總為吃什麼而煩惱。想吃的東西，媽媽說：「這不好，那有毒。」因而不買給他吃，搞得他一到吃飯時間就生氣。最要命的是，治療到緩解時，醫生建議他趕快做骨髓移植，他媽媽卻帶著他尋求另類療法到處求神問卜，結果延誤了稍縱即逝的最佳時機，回過頭來想做髓植已來不及而一命嗚呼！

又有一位病友，住在隔壁的單人病房但從未謀面，只是聽到他每天為公司的業務找部屬到病房。想來他應該是一位公司老闆或高級主管，生了重病而住院。很顯然他是放不下公司的一切，每天總有下屬進出報告。我們聽到的總是高聲嘶吼、斥責、謾罵，讓我們耳根不得清靜，連睡眠都受干擾。我很想到他病房勸說，被老婆阻止，沒多久這位病人就全身蓋上白被單被推到太平間。

還有一位也是年輕病友，父母離婚，由母親一手帶大，他成年後母親出家，不久後他生病住院，母親到醫院全程照顧。他常到我們的健保病房聽病友們聊天，他從不開口只是默默的站在一隅，他心裡似乎有永遠解不開的結，最要命的是他幾乎不進食，看到他時總是吸食著一杯可樂，媽媽也管不動他，最後這位年輕人也在病房消失了。

2.情緒治癌方面

有位年輕的羅姓女士與先生在英國求學後就業，她不幸生病後選擇回台就醫，她相信國內的醫療水準，做骨髓移植手術時她是我無菌室病房的前一位成功病患。當見面時我向她討教有關問題，她滿面春風態度和藹，熱心回答一切問題，解開我很多的疑惑，日後見到她的面，她也總是笑臉迎人。定期舉辦的髓植聯誼會，她永遠是那麼逍遙快活。

又有一位病友，年輕、帥氣、談吐不俗還在研究所讀書的曹姓病患，他為人謙恭有禮，有慈母陪伴照顧，看得出他出自良好的家教，我有幸與這位病友同房。與他對談時，他永遠是高高興興，從未有怨也從不叫苦，連幾位實習護生也被吸引，常利用課餘及課後來探視他。有好的情緒當然最後他也是抗癌的成功典範之一。

還有一位廖姓的年輕上班族，主管汽車零組件業務，從談吐中就能體會他的精明幹練。生病後他積極接受治療，長期往返高雄與林口，從未聽到他叫苦喊累。他也是先我進入無菌室接受髓植，術後狀況良好，成為我討教的對象。

最後用我自己做例子更是「情緒致癌、情緒治癌」最好的印證。負面情緒致癌之前已詳述，以好情緒治癌也寫了不少。只是在醫院住院期間，很少談到與病友互動。其實在住院期間，我與病友、醫護理人員都有良好互動。我從不把負面情緒與負面能量帶給別人，完全遵照與配合醫院規定做一個好病人，只要狀況容許，就推點滴架在走道運動，見到病友、醫生、護理人員就親切打招呼，我們夫妻早就成為病房中公認的模範病人。

健行爬山淨身又淨心

學體育出身的我，最知道運動對身心健康的好處。年輕時有任何煩惱，打一場大汗淋漓的球賽後，身心舒暢什麼煩惱都沒了。年輕時我選擇以鍛鍊心肺、增強肌力等較劇烈的運動為主。罹癌後由壯年步入老年，劇烈運動早已不適合我。山居後不用任何輔助器材，沒有特設場地限制，又能接近大自然，所以動作緩和的健行爬山就成為我的最愛。

只要出門就有取之不盡的山間古道，起伏的山巒，蒼翠的林木，潺潺的流水，充足的氧氣，高含量的芬多精、負離子，徜徉其間忘卻煩憂、身心舒暢，特別是頭腦清醒，很多解不開的難題，寫不下去的文章，甚至前瞻性的構想，多是在健行爬山時的淨心思考中，得到意想不到的靈感與啓發。

因癌結緣認識家住南投的成功抗癌鬥士，更是台灣倡導健走的達人孫正春先生，人稱孫行者。他自述從小就病入膏肓，身上有十多種病灶，還得了極為罕見的頷下淋巴腫瘤。他就是靠著健走爬山不藥而癒，連醫生都感到不可思議。很多病人跟隨他健走，也獲得意想不到的療效。

第九章

糖尿病也來折磨

母親晚年罹患糖尿病

當我罹患癌症一年多，與大哥大嫂同住的母親也因視力模糊，連四弟回家探望，近距離也認不出來。我們夫妻知道後認為事態嚴重，立即帶她到眼科醫院門診，檢驗結果是得了嚴重的白內障，必須接受切除水晶體的手術。醫生問母親有沒有糖尿病，我當時很肯定的說應該沒有，我們還不明白醫生為什麼要問這個問題。醫生還是要我們帶她到醫院新陳代謝科做檢查。結果證明她得到嚴重糖尿病，而白內障只是糖尿病的合併症之一。

從母親得了白內障到檢查出糖尿病，我們兄弟感到非常愧疚。有很多跡象早就可以觀察出來，例如已出現典型的「三多一少」現象，其中的口渴、尿多及體重下降特別明顯。病前我們沒去關心，且對頻頻出現的警訊毫無警覺，真是大不孝。

對於疾病帶來的痛苦，母親向來是逆來順受，寧願默默忍受，總認為人老了機能退化身體有毛病是正常的，所以很少跟我們兄弟訴苦。

晚年她因行動不便必須以輪椅代步，唯一排遣及嗜好只剩「看電視」，除了睡覺外幾乎整天離不開電視。當視力模糊檢查出白內障時，要帶她到醫院動手術，起初她也執意反對。好不容易說動她先治療一隻眼睛，經手術抽換水晶體後，結果視力恢復出奇的好，她還一直問我們另一隻眼睛何時可以開刀治療。

有了治療後恢復視力的一雙好眼睛，又讓她高興的多看十幾年的電視。至於糖尿病的治療，也在她飲食療法與藥物的正確使用下，一直到母親過世都得到良好控制。

步入中老年糖尿病也找上我

二〇〇七年農曆春節期間，我突然出現「三多一少」症狀，體重急速減少十公斤左右，嚇壞了我們夫妻倆，加上多年前檢查出已有輕微的白內障，在這段時間視力變得更模糊，尤其夜晚或陰雨天光線不足時視力更差。

我心裡有數可能是糖尿病。幾天後到長庚醫院血液科定期回診，經抽血檢驗，指數飯前三百多，飯後五百多，已嚴重超過正常指數。郭醫師診斷確定得了糖尿病，並轉介到新陳代謝科許瑞旭醫師的門診做進一步檢查，確定是糖尿病無誤，並立即上營養師飲食控制的衛教課程，與飲食控制指導。新陳代謝科醫師除開立藥物外並要求定期回診檢查，同時也轉介到眼科賴旗俊醫師的門診，經醫師診斷，白內障已相當嚴重，必須安排時間門診手術開刀切除。

以下簡單介紹有關糖尿病高危險群的判斷方法：

1.母親有糖尿病：近親有糖尿病，罹患機率比常人高出五倍以上。

2.年紀已超過六十的中老年人：其實四十歲以上的壯年人就必須每半年做健康檢查。

3.體重過重：我身高一百八十三公分，體重最高時是八十八公斤，顯然已超出標準體重十至十五公斤。

糖尿病的發病往往五至十年後才會被診斷發現，可是我卻疏忽了。這段時間因沒有明顯症狀，儘管罹癌後飲食習慣有了重大改變，但因食量大，米飯幾乎餐餐保持兩碗半至三碗，水果又無限制的吃，尤其越甜越愛吃。

其實澱粉、糖及水果並不會造成糖尿病，但得了糖尿病就不能有過多的攝取量。因為我運動量大，汗流得多，熱能被消耗掉，所以症狀一直沒爆發出來，因春節連續假日運動量驟減，吃的又比平時多，潛伏很久的病症自然就爆發出來。

糖尿病的治療

確定得了糖尿病，我比一般患者得病後不良情緒反應顯得更為強烈。因為我好不容易歷經癌病才剛邁向康復之路，又得了不可逆的糖尿病，又是經過一段震驚——否認——憤怒——妥協——憂鬱——適應等階段。

因有母親病後控制良好的前例，並閱讀過有關參考書籍，雖然知道得了糖尿病就幾乎終身與之為伍，但很多得了糖尿病的病人在單靠飲食控制下，也能多活幾十年，更何況加上藥物治療及適度運動，糖尿病在醫學進步的今日已經是很好控制的。所以不到半個月我就走出陰霾，接受事實，勇敢的去面對。

為了了解每日飯前及飯後血糖的指數，我遵照醫師的建議到藥局買了血糖測定器。每日做血糖監測，並將測量結果記錄下來。大約一個月後，在飲食、藥物、運動三管齊下的治療下，已能完全掌控血糖值在正常指數內。

罹患糖尿病之初，最擔心的是影響我在山居生活的品質，以及造園工作的進行。經有效的控制後，除了日常生活稍受束縛，特別是很多好吃的美食我都要忌口外，其他方面並沒有受到影響，而心情仍和往常一樣快樂而自在。造園工作更為積極，因為勞動流汗也是最好的治療方法。

白內障的手術治療

我的視力從年輕時就不是很好，近視加散光必須配帶眼鏡，中年後視力越來越差，特別是天色昏暗時更嚴重，後來到醫院檢查，醫生說是得了白內障，但還不到要開刀治療的階段。不過，得糖尿病後更為嚴重，連開車都受影響。

經眼科醫師診斷，白內障已經很嚴重，必須接受手術治療。

當依約前往醫院門診，先接受較嚴重的右眼治療，完成報到手續後更衣進入手術室，先接受護理人員眼部消毒及完成手術前的各項準備，並安撫情緒。手術在點眼藥水局部麻醉後開始進行。醫生簡單親切自我介紹後，就以嫻熟的動作做切除手術。雖然當時意識清醒，更沒有疼痛感覺，但手術進行期間雖然只有短短廿分鐘左右，但在眼睛看不見的狀況下，仍要張眼盯著正上方的燈光，不能轉動眼球以致稍有不適，以及在混濁的水晶體（白內障）取出及置入人工水晶體時，有點感覺眼壓失衡外，過程相當順利。

手術後眼睛覆蓋一層紗布及眼罩保護，第二天依約回診，在診療室拆開紗布後的剎那，讓我嚇了一跳，眼前怎會那麼明亮清晰，當賴醫師問我感覺如何？我立即答稱：「大放光明，非常的理想。」賴醫師也頻頻恭喜祝福。眼前大放光明的感覺，讓我感到不可思議。我這一生，似乎從未享受到如此的好眼力——雖然只是先治好一隻眼睛。

為了暫時保護術後眼睛，仍須戴上護罩，但透過護罩的洞孔，仍可大略看到前方景物。回家不久，首先發現我的生機花園除了明亮清晰外，更是色彩繽紛鮮豔動人。當我發現尚未做手術的左眼，與術後右眼看到的顏色，不僅有色差問題，而且鮮明度完全不同，紅花變紫花、深藍成淺藍、深紫變豔紫，著實讓我嚇一大跳，以為我有色盲。我不解手術前後的左右兩眼，怎會有這種色差問題。問愛妻後才知道，術後的右眼看到的顏色才是正確的。難怪愛妻以前老怪我，看東西的顏色常被患有白內障的眼睛誤導，還強詞奪理。

大約兩個月後，依約再度接受左眼手術治療，過程非常順利。兩隻眼睛已經沒有色差問題，而且原有的兩眼近視約四百度也都減輕只剩一百度左右，就算不戴眼鏡也不會影響正常生活。

體重減輕是福不是禍

罹患糖尿病後七年來，體重由這一生中最重的八十八公斤，逐漸降到目前的七十三公斤，足足減了十五公斤。之前每次門診，醫生都會提醒我要減輕體重，但我擔心減得太多是否會有問題，醫生說依我的身高比例，目前的體重是最標準的，希望我好好保持。

自己後來也有感覺，生病前的體重是重了一點，只是因為身材高大，加上天天勞動，所以看起來是壯碩而不是癡肥，更沒有鮪魚肚，所以並不在意。年輕時身材高、噸位重，在球場上是衝撞的本錢，具備太多的優勢，可是現在年紀大了，體重超重反而是累贅，是負擔更是病因。俗話說：「千斤難買老來瘦。」身體實在不需要這麼多贅肉。現在體重減少最明顯的好處是，心肺負擔減輕了，健行爬山也輕鬆多了。

第十章

生死關頭從佛陀的醫學觀到內觀禪修悟道之旅

佛陀的醫學觀

當在醫院做完第一次八個療程的一年半化療之後，遇到瓶頸，無奈又無助時接受魏教授夫婦介紹的生機療法，同時也聽完其贈送的雷久南博士佛陀醫學觀的錄音帶後，對佛陀醫學觀有初步認識，知道「斷了殺念，心存善念，吃素、放生、持戒自然病癒。」

雷久南是擁有美國麻省理工學院生化博士學位的癌症研究專家，研究十多年的癌症。為了找出證明，她連續研究了一萬名癌症病例，發現「情緒」是影響癌病變的「促發點」，若能把自私心、憎恨心、煩惱心、害人心……等去除，對癌症有意想不到不可思議的效果。

起初接觸這種觀念時，對已病入膏肓的我，當然會心存懷疑。所以我並沒有認真探討，或發願勵行實踐。開始進行生機飲食療法後，血癌在短短的一個半月就奇蹟般獲得初步緩解，我這才認真思考不再殺生改為吃素。而「情緒」是影響癌病變的促發點，此時我更是百分之百接受，因為自己就是最明確的見證。

至於放生，我一直認為真正的放生是推動生態保育觀念，並立法保護野生動物。我對台灣少數宗教界糾眾造勢，不顧生態保育環境，造成的生態浩劫，助長人性貪婪，花錢找救贖的集體放生亂象，早就嗤之以鼻。這種方式除了成就所謂高僧的虛名外，就是造就一堆因慈悲而生禍害的蠢人。

至於持戒，佛教戒律與經典多如牛毛又艱澀難懂，這也是我始終沒有接受佛教持戒的原因，倒是禪宗六祖惠能大師的《六祖壇經》一看就懂，言簡意賅的《六祖壇經》影響我一生，其中的「無相頌」偈：「心平何勞持戒？行直何用修禪？恩則孝養父母，義則上下相憐；讓則尊卑和睦，忍則衆惡無喧。若能鑽木取火，淤泥定生紅蓮。苦口的是良藥，逆耳必是忠言。改過必生智慧，護短心內非賢。日用常行饒益，成道非由施錢。菩提只向心覓，何勞向外求玄？聽說依此修行，天堂只在目前。」這就是我的宗教觀。

《尚書．大禹謨》的十六字心法

在接受雷久南佛陀醫學觀的啓導後，我不敢說我是具有慧根的人，但曾是職業軍人的我，過去在軍中接受哲學教育薰陶下，知道要想成為一個「運籌帷幄，決勝千里」的優秀將才，必須深體《尚書．大禹謨》的十六字心法「人心惟危，道心惟微，惟精惟一，允執厥中」的真義。這「危、微、精、一、中」對我的啓發就是人心是很容易受貪、瞋、癡、慢、疑所誘導，是非常危險的，而道心常被蒙蔽而不易彰顯，唯有不偏不倚、求精求一、取中庸之道才是正道。羅癌後聽了佛陀的醫學觀成了我開悟的契機。以身心靈全方位對抗癌魔與心魔正好可用上這十六字心法，而有了「慈悲心、懺悔心」的初始念頭。

因緣俱足下，有生機療法帶來緩解曙光；有正確判斷，大膽建議骨髓移植的郭醫師；有愛妻明智建議，一同到山上打造新家園；有森林研究所畢業的女兒，將有關生態保育書籍提供營造新家園參考；在山上有理念相同的新住民共同為營造優質社區新風貌而努力。

在接受佛陀醫學觀後，又有施老師醉心於靈異現象之研究，而有全省走透透的探究之旅，以及在台中新社的內觀禪修之旅，所得到一個啓示就是「諸惡莫作，衆善奉行」，能發大願以「慈悲心、懺悔心」歡喜行善，斷絕貪、嗔、痴念頭，自然身心快活，百病難侵。

癌（重）病患若放下一切，從身心靈全方位改變，定能起死回生，我成為最有福報的具體見證。

內觀禪修悟道之旅

緣起

二〇〇七年六月下旬，施老師到設於台中縣新社鄉的「台灣內觀禪修中心」，參加為期十天的內觀禪修。回來後對禪修內容與心得並未多言，我對禪修並無興趣也未加多問，倒是施老師積極建議我們夫妻，尤其是我最應該去體驗。

施老師多次的建議，我均搖頭並持反對態度，她深知我個性固執，多說無益，甚至還會引起反效果。

而我拒絕前往的理由有三：

其一，我原本就有根深蒂固的成見，總以為「心平何勞持戒？行直何用修禪？」對自己言行的反省檢討，特別是錯誤的行為，我確信自己有足夠信心與能力去反省改進，何勞長期禪修靜坐苦修才能悟道。

佛陀是在菩提樹下禪坐苦修而開悟解脫，他看清人世間一切痛苦煩惱根源。我以為，佛陀是因為先天就具有超人的智慧，加上長期的苦修沉思，才能在卅五歲時悟出真理，並發宏願終身濟世救人解脫痛苦。至於一般凡人，我總以為就算終其一生參禪打坐，不但難以悟道成佛，反而有太多人走火入魔。難怪佛陀在世時的靈山拈花傳心印，在眾多門生中，也只有摩訶迦葉尊者，知道心意而破顏微笑，並得到金色袈裟傳衣缽。

其二，至於佛曰：「吾有正法眼藏，涅槃妙心，實相無相，微妙法門，不立文字，教外別傳，付囑摩訶迦葉。」到底這微妙法門為何？與參禪靜坐悟道又有何關連，對我而言那已是幾千年前「直指人心，見性成佛」的神祕故事，我只是當成禪宗公案來看。要我親自去參禪靜坐悟道，當然是敬謝不敏。何況當今之世，宗教亂象正邪不分，什麼高僧、法師、上人、上師、活佛、法王、仁波切等住廣廈高床，出入名車，弟子前呼後擁，不知他們是如何參禪悟道，悟的又是什麼道，有多少人能無愧於佛祖的宏願。

禪宗的一則公案「磨磚成鏡」故事說得好。話說南嶽懷讓是六祖惠能大師的得意門生，跟隨惠能十餘年，後來駐錫南嶽般若寺卅餘年，有一天看到年輕時的馬祖道一，在般若寺經常於佛室前參禪打坐，懷讓問他：「年輕人，你在這裡做什麼？」答稱：「坐禪。」懷讓再問：「為什麼要坐禪？」道一答：「想成佛！」懷讓並未說話，只是坐在一旁拿磚頭不斷的磨，道一好奇問道：「你在做什麼？」「我想把磚頭磨成一面鏡子！」「磚頭怎能磨作鏡？」「是嗎？磚頭不能磨作鏡，那禪修打坐又怎麼能成佛呢？」當頭棒喝驚醒了道一。這則公案告訴我們，只是身體打坐而不用心悟道是不夠的。

其三，我一直認為長期盤坐，有違生理結構及有礙健康，並造成氣血循環不良下肢麻木。加上我年輕時因運動傷害，到現在膝關節仍隱隱作痛，無法承受長期雙腿受束縛，動彈不得的盤坐，何況一天十小時，連續十天的要求不動姿勢，禪坐修行將成為苦刑。

施老師見說服不了我，改採迂迴的方式，從曾為我們夫妻開悟解惑，令我們折服的泰德先生，來說服並邀約我們夫妻共同參加。

經我們夫妻一再長考，認為施老師用心良苦，何況她有旺盛求知慾，她研究靈異，並著書立說旨在教化人心，並與通靈人合作，幫人開悟與消災解厄而救人無數，雖然她得道多助，很多人受感動來幫助她完成理想與願望。尤其她當時正在籌設網站想藉此教化人心，而我這位幾乎全程參與的白老鼠這次的缺席，對她來說是有些許遺憾。

事實上施老師要我參加的真正目的並非僅僅如此。她早已明察秋毫，以其敏銳的眼光，早已看出這兩年來，潛伏在我內心深處的不良習性的反應，不斷浮現出負面情緒，貪愛及瞋恨心越來越嚴重，幾乎迷失心智，好山好水並沒有好心情，而夫妻之間已暗藏不足為外人道的嫌隙與危機，必須藉由內觀禪修，自省開悟來徹底淨化心靈，這是我在參加內觀禪修開悟後才體驗到的。

雖然答應參加，但心中仍帶有太多的疑惑，心不甘情不願的前往，內人則因故臨時取消陪同共修。

謹將參加內觀禪修，有關規定與全程參與經過，及因人而異的悟道體驗提供如下，以饗讀者。

報到、簡介、課程作息、行爲規範

1.報到

二〇〇七年三月五日一早，愛妻幫忙依照規定準備必須攜帶的物品，施老師來電表示因要去三義參觀木雕，請我們順道帶她去。其實她是考慮我們車程寂寞所以送我一程，同時回程時也可陪愛妻避免孤單。

參觀完木雕後，施老師請我們吃午飯並表示內觀十天是要吃素的，而且要遵守過午不食的戒律，要我好好享受這頓美食。誠如施老師常說：「皇帝不差餓兵。」要想讓我當個稱職的白老鼠，所以讓我先嚐美食保持快樂的心情。

到新社報到，在車上施老師談笑風生無所不談，但就是不談內觀禪修有關內容及她的心得體驗，她早就知道只有親自體驗才是最真實的收穫。

到新社鄉中興嶺附近，正好遇到泰德也來報到，在他帶領下順利前往內觀禪修中心。看完相關規定填寫報到單後，施老師與愛妻便回南庄去。新社對我而言是舊地重遊，因我曾在此服務兩年多，對此地宜人氣候，留下深刻印象。

2. 簡介及課程作息

之前愛妻從網上下載很多有關課程資料，我只是稍微瀏覽一下，並未深入了解。在填寫完報到資料後，利用空間看有關詳細資料，才較深入了解何謂內觀（Vipassana）。

内觀在印度古老的巴利文是「洞見」的意思。它是佛陀親自由實修內觀而開悟，證得這個體驗。所以，內觀實際上就是佛陀主要教導人們真正開悟解脫痛苦的方法。對佛教稍有認識的人，都知道佛陀是在菩提樹下悟道，雖然佛陀所說的話都保留在經文中，但佛陀悟道的內觀法門，雖曾傳遍各個佛教國家，但包含中國在內均已失傳，連印度也已失傳兩千多年。而佛教各門派對禪修法門，又各說各話各行其是，以致無法依循正確的方法去修習與體驗。「禮失求諸野」，幸運的是，這種方法在緬甸從佛陀時期一代一代保留下來。葛印卡（Goenka）老師所教導的內觀方法是從他的老師——已過世的緬甸大師薩亞吉．烏巴慶（Sayagyi Uba Khin）處學來的，並將這種方法發揚光大。

這個方法強調沒有晦澀難明之處，沒有教條，簡單易學，不分宗教、種族、貧富，任何人都能接受，最重要的要親自全心全力認真學習，並以特定方式專注意念，覺知身體各部分的感受，才能體悟真相開啓智慧。

為求達到最佳效果，內觀法以十天課程傳授，每天作習時間是清晨四點起床，四點半開始禪修，六點半早粥。八點開始上午的禪修，十一點到一點午餐及午休。下午一點到五點為午後禪修，五點茶點，六點到七點禪修，七點播放 Goenka 開示的錄音帶約一小時廿分鐘，再禪修到九點，九點到九點卅分有問題請益助理老師，九點卅分就寢。每天規律進行禪修時間為十個小時。

每天上午八點到九點，下午兩點卅分到三點卅分及晚間六點到七點各有一個小時集體共修，全體新舊生均必須到場參加。其他時間，可按指示分別在禪修大廳，關房或寢室禪修。每天各有八次的內觀活動，每次至少一小時。由助理老師先播放 Goenka 及口譯的錄音帶，學員遵照指導進行內觀禪修。

3.行為規範

修行的基礎是戒律（道德的行為）。戒律是發展禪定（心的專注力）的基礎。然後，心的淨化就是透過般若（內觀的智慧）來達成。

謹將較主要規範項目列出：

(1)戒律

- 不殺害任何生命。

• 不偷盜。
• 不淫（意思是：禁絕所有性行為）。
• 不妄語（不說謊）。
• 不用所有菸酒毒品。

(2)禁語（神聖的靜默）

從課程開始一直到最後一天的早上，所有學員必須禁語（神聖的靜默）。就是指身體、言語及意念的靜默。禁止與其他學員之間有任何形式的溝通，不管是手勢、手語、寫便條等等。學員必須培養摒絕外緣，就好像單獨在這裡修行的感覺。

(3)身體接觸

在課程進行期間，不論是同性或異性間都不能有任何身體接觸。

(4)讀與寫

任何讀寫的物品都不應帶來，學員不應作筆記，以免自己分心。限制讀與寫，是為了強調嚴格的實踐內觀禪修的本質。

內觀禪修心路歷程

1. 靜坐觀息，專注意念

十天的內觀課程傳授內容為何，事前我完全不了解。第一天只是要求我們練習心的專注，只要靜坐下來就閉上眼睛，集中注意力，把心專注於鼻孔與上唇間，除了觀察覺知呼吸外就沒教什麼。

一天十個小時下來，身心俱疲，苦不堪言。我開始懷疑，這是哪門子的方法？長時間靜坐，感到全身麻木痛苦，而且我又有運動傷害，腰及膝關節的疼痛更是受不了，向助理老師報告後，雖同意改為坐在有靠背的椅子上，腰不痛了也不必受盤坐之苦，但長時間不動如山的坐姿仍是難以承受。

而專注意念更是挫折重重，心念要不就像脫韁野馬到處游移流轉；要不就昏昏沉沉，以致瞌睡連連，雖一再督促自己要認真專注，但內心仍然焦躁不安，狂野難馴，一次又一次的失敗。

一向自負對做任何事情，能專心一致投入注意力的我，怎麼會連觀察鼻孔的呼吸都會心神不寧，焦躁不安。好不容易撐過第一天，心想，還要承受九天漫長的痛苦，大有上當的感覺，想打退堂鼓。與別的同修雖不能交談了解他們的感想，但看到他們認真的學習態度就讓我感到慚愧，只好撐過一天算一天，看看內觀的葫蘆裡到底是賣什麼藥？

如此過了三天半的專注意念，感覺到稍微可以把心念集中，挫折感也慢慢消失時，起而代之的是心念逐漸淨化，才下定決心不論遭遇任何困難，都要克服並完成整個課程。

「唯有實修才能解脫，光是討論沒有用。除了以實際行動來達成目標外，任何藉由思考或盼望，是不會達到淨化心靈，從痛苦中求解脫而得到證悟。」這是內觀助理老師在開示中所不斷強調的。

因此內觀課程不斷重複，特別強調實修練習。除了實修，為了使學員了解修行的內容與意義，每天晚課都會聆聽葛印卡老師錄音講解「法」的開示。因為有了實修經驗，才能充分了解開示的內容，也就是佛陀教誨的真正涵義。

聽葛印卡老師第一天的開示，當談到：「每當心中生起染污不淨，譬如生氣、憎恨、激情、恐懼等，人就會變得痛苦。不如意的事發生了，人就繃得緊緊的，內心開始打結。而當所求不遂時，人同樣會在心裡製造緊張。人的一生就不斷重複這種過程，一直把身心兩方面都綁得死死的，難以自拔。而且人們不會只讓自己承受這痛苦，還會將之轉移給周遭接觸的人，這當然不是良好的生活之道。」

這分明就是在說我目前的生活，這段話像一把利刃，刀刀正中我的要害。長久以來受盡癌魔糾纏，好不容易擺脫，雖然身體恢復健康，但在心靈上始終難以向上提升。葛印卡老師的開示，對我而言，無疑是當頭棒喝，更是對我進行開心手術。以後九天每天晚上「法」的修行之道，也就是對「八正道」（聖道）戒、定、慧三個部分的開示成為我最期盼、最虛心受教，甚至成為聞道後心身最感悅愉的時段，也更有耐心，持續用心的練習，而一步一步走向悟道之路。

2.覺知感受，體悟實相

內觀進入第四天，是非常重要的一天，開始教導集中心念，感受遍及全身各部位的實相，從頭到腳，從腳到頭以平穩、安定、平等的心觀察，不貪求有所感受，也不要對沒有感受產生瞋恨。

對一個初學者來說，實在無法體會以心念來覺知感受，體悟身體各部位的實相，不論是酸、麻、痛或微小以及堅硬粗重的任何感受，這些反應跟貪愛心與瞋恨心有何關連；也不了解只要保持平等心、平衡心去面對任何感受，就能了知無常的道理；更懷疑只要對身體感受不起習性反應，又與真正貪愛與瞋恨心為何能畫上等號？

一連串無解的問題，不斷的困惑著我，想跟老師面談，但先前看過面談的有關規定：「問問題是為了澄清練習上的疑惑，不是用來作哲學的討論或知識上的辯論。只有實際的練習內觀，才能體會到它獨特之處。在課程進行期間，學員必須完全專注在實際的練習上，這才是靜坐的本質。」

了解上述規定，知道問了也是白問，更不會有滿意的答案，只好保持「神聖的靜默，專注於實際修行，以信任的態度給這個方法一個公平的嘗試。」

第四天下午開始每天上、下午及晚間課程各有一個小時的「堅定精勤」內觀禪修，嚴格要求不動如山的禪坐姿勢，身體的不適與痛苦幾乎是忍受的最高極限。但即使在身體非常疼痛時，在這個時段也逐漸可以接受身體的感受，知道一切感受以平等心看待都是無常，都會變化消失。到這個階段最能了解，除了自己努力用功外，沒有別人可以為你修行。

3.了解無常，開啓智慧

內觀進入第六天，仍然持續觀察學習內在的身心現象。在聽完晚上七點到八點的重要開示後，利用還有半個多小時的禪修時間，可以專注的靜下心來反省琢磨。這段時間，不斷藉由身體的感受逐漸體驗，過去不良習性反應是肇因於不斷浮現的貪愛與瞋恨心，給自己帶來無窮無盡的緊張與痛苦。

佛陀教導我們接受「苦」的不幸事實，但也教我們如何解脫痛苦。這是一條樂觀的道路。「所有的行都是無常」（諸行無常），當一個人經由真知洞見而體會這層道理，他就脫離超越了痛苦，這是一條淨化的道路。除非從身體的感受著手，否則只能在心的表層努力，而內心深處的習性反應，仍然繼續不斷。

藉由學習覺知自身的感受，並對感受保持平等心，了悟無常的道理，在習性反應產生處停止它，這樣才能脫離苦惱，開啓智慧。

4.靈光乍現，天人感應

三月十二日是我永生難忘的日子。當進入第七天下午二點三十分～三點三十分的堅定精勤禪修時間，我開始真正悟道而得到解脫。

一股正面的能量，像是和煦的春風及暖流，與心靈接上軌不斷湧現心頭，我突然感到這一生我是多麼幸運，是老天爺的寵兒，所有的挫折與困頓，甚至於歷經九死一生癌病魔的折磨，都是上天的特別眷顧、恩賜與考驗。

感謝這一生無論是在造次或顛沛時，及時伸出援手幫助過我的貴人。甚至連所有欺瞞、污辱、攻訐、詆毀加害過我的人，尤其是在山居志不同道不合的惡鄰，我不僅原諒他們，而且還感謝他們。那都是老天爺希望藉由他們對我的當頭棒喝，讓早已迷失心智的我能夠頓悟。可惜資質魯鈍，那些影響我幾年甚至幾十年的貪愛與瞋恨心所帶來的負能量，是在透過原本還在抗拒與迷惑的內觀禪修，才悟出道理得到解脫。

在軍中個性耿介做人做事始終堅持原則，對於是非善惡、恩怨情仇壁壘分明。對有恩於我的人銘感五內，湧泉以報；加害過我的人視為仇寇，恨之入骨。更瞧不起不學無術，作威作福與推諉卸責沒有擔當的長官及同僚，對軍中諸多政策措施也心生不滿。對部屬管教嚴格，做事要求立竿見影，對冥頑不靈的部屬也必除之而後快。以致於一肚子不合時宜，最後只有選擇退伍，含淚帶怨離開軍中。

退伍後習性不改，在情緒陷入最低潮時癌魔乘虛而入。堅苦抗癌稍有起色，搬到山中靜養，照樣難改習性，又與少數顢頇無能，假公濟私的地方官員、土豪劣紳及惡鄰結怨惡鬥。山居歲月有好山好水卻無好心情。雖然在山上有愛妻及施老師與諸多友人及好鄰居相挺及勸導。舊有的不良習性反應雖能暫時壓抑與消融，但不久後又再受到新的刺激，潛伏內心深處的貪愛及瞋恨心，又不斷浮現，新的煩惱與痛苦又隨之而來。

內觀禪修時這股突如其來的正面能量，讓我心中豁然開朗，鬱悶心情剪不斷理還亂的心結，由點而線，由線而面，由局部到全面，完全解開。原來困擾我這一生，讓我產生痛苦無明的根源，就是隱藏內心深處，我執的貪愛及瞋恨心理。

自第七天一直到第十天後的結束，源源不斷悟出更多道理。就像打開電燈開關讓處處光明一樣。不可思議的感受讓我直覺的肯定，這就是所謂的悟道解脫。悟道後的法喜及感恩的淚水不斷湧出。

感謝佛陀傳授這麼美好的法門；感謝葛印卡老師將瀕臨失傳的方法發揚光大；感謝助理老師及法工們的服務；感謝施老師用心良苦千方百計「逼」我參加；感謝愛妻排除困難堅持要我先參加；感謝……。

否則我這一生就算有點成就，但在心靈上仍是個渾渾噩噩，到人間白走一趟的人。

法雨恩澤如沐春風，當下悟道眞情告白

1. 天寵或天譴？——老天還是最疼愛我的！

罹癌後曾怨天尤人，怨恨老天為何選上我而不是別人，在幸運走過一關又一關的鬼門關，奇蹟似完全康復，內觀悟道後我感到老天是最疼愛我的。其實老天厚愛我，不只罹癌後的頻頻出現奇蹟，早在成長過程中，多次面臨生死關頭都能幸運逃過一劫。

最驚心動魄的是在軍校三年級的暑訓，到屏東大武營接受跳傘訓練，有一次從機門跳出後主傘未開，拉開救命用的副傘，也因引導小傘彈出後碰到主傘繩，未能完整的引出副傘，讓副傘在空中將我團團包裹住。驚恐之餘用手亂撥，當撥出一個小縫後看到空中主傘成一條龍，人正以重力加速度向地面墜落，心想：吾命休矣！在一聲摔落地面的巨響後，我躺在一灘爛泥上，人很清醒，身體並沒有疼痛感覺，翻動軀體活動四肢，似乎沒有受到傷害，順利站起後，受到司令台上前幾個批次完成跳傘正在觀看的同學英雄式歡聲雷動的掌聲。

主、副傘都不開已是少見，出機門一條龍，重力加速度墜落地面不死也重殘，我竟然沒有受到一點傷害，真是奇蹟中的奇蹟。

幾度九死一生，不可思議的一再出現奇蹟，不得不令我相信冥冥中有老天在保佑我。

2.幸或不幸？——罹癌也是一種幸福！

離開軍中時自負才四十多歲還年富力壯，絕對有機會再開闢事業第二春。然而自以為是，死不回頭的頑固個性，不知好好沉澱反省韜光養晦，以致鑄成爾後的臨頭大難，命運多舛。

當夢寐以求順利當上一所私立高中體育老師，以為從此就可圓了年輕時所追求的理想志業。可是一年的老師夢卻成了惡夢，終究是久處軍中與社會脫節太久，無法適應大環境的改變。

接著又急著連續找了很多工作，在個性、心態未改下，當然是一個不如一個，幹一行怨一行，情緒陷入空前低潮，健康狀況不斷亮起紅燈出現警訊時，還自恃身體健壯如牛，偶有小恙不足為懼。最後一病不起，送到醫院急診室診斷為「急性骨髓性白血病」。一次又一次發出的病危通知像是催命符，讓全家從此長期陷入愁雲慘霧中，而我更受盡超高劑量化療副作用及死神步步逼近的身心痛苦煎熬。

主治醫師治療約一年半後遇到瓶頸，表明已盡心盡力，又因無新藥可治，正當束手無策之際，幸得貴人相助及時提供生機飲食的調養，而提高了我的免疫功能，幸運獲得緩解。經醫師長期觀察，深受我超強抗癌意志所感動，在我已超過最佳髓植年齡十多歲的情況下仍對我深具信心，並且能有效掌控稍縱即逝的最佳時機，進行骨髓移植。最後不僅戰勝癌魔，並成為長庚醫院當時年紀最高、最成功、最驕傲的抗癌鬥士。

想起之前台灣首富郭台銘的弟弟郭台成與我同樣不幸罹患血癌，郭台銘以其富可敵國的財力，先是以幾十億，最後幾百億台幣，改善大陸治療血癌病患的最先進醫技及設施，並購置專機飛行兩岸以利探視，仍然救不回其同胞骨肉，令人惋惜。事後郭台銘更捐出上百億台幣，協助台大醫院做癌症醫學研究。

想起我罹患的血癌，五年成活率只有五分之一，而能撐過五年的大多也只是受到化學藥劑的抑制而苟延殘喘，唯一治癒的方法只有藉由骨髓移植釜底抽薪，而髓植最有效配對成功的是骨肉同胞，就算有兄弟姊妹，也只有四分之一機率，靠非親屬捐髓只有幾十萬分之一的機率，就算配對成功，髓植成功率也只有二分之一，而有幸存活下來，經過長期化療及排斥作用，身體器官不受傷害者，那更是寥寥無幾了。

我何其有幸，髓植後仍然是生龍活虎一條，成為抗癌的典範。

內觀禪修讓我又悟出罹癌也是一種幸福。我這種說法，也許讀者會以為我腦袋有問題，怎會得了人人談癌色變，避之唯恐不及的絕症還幸災樂禍，危言聳聽。先前曾看過呂應鐘教授罹患「惡性鼻腔淋巴癌」，在抗癌成功後寫《癌症是一份偉大的禮物》一書，以及得三期直腸癌的許達夫醫師所著《感謝老天，我得了癌症》，當時還認為書名太聳動，而難以接受，現在才體會他們悟道的法喜與智慧。

3.得或失？——未升將軍也是一種幸運！

在部隊曾受長官羞辱並恥笑我學體育出身不學無術，自尊心受到嚴重傷害。憤而下部隊歷練並苦讀進修，最後以優異的學經歷，順利幹到升任將軍的待機職務。因管教作風不見容於上級，憤而含怨帶淚離開軍中。這股怨恨之氣又成為我退伍後不久罹患血癌的幫凶。事隔多年，對軍旅生涯有機會升到將軍時，被迫無奈自請提前退伍，仍耿耿於懷，對作威作福或無所作為的長官更恨之入骨。

第七天後的內觀禪修，經由體驗自己身內實相，並經老師開示，突然靈光一閃，在內心深處升起一個善念，我是多麼幸運的人，在軍中雖然沒有升到將軍，但老天爺卻給了我豐富的人生閱歷，讓我進入中老年後仍然持續增長智慧保有赤子之心。不但成為身心靈全方位抗癌成功的典範，更有打造現代桃花源成為生機花園的經典之作。

就算我在軍中能升到將軍，也許這個頭銜會短暫讓我有光宗耀祖、揚眉吐氣的虛榮心。但我會不會被體制收編，會不會像曾經被我咒罵過的長官一樣，是個因循苟且的昏官？在達到追求的目標，站上事業的高峰後，是否會耽於安逸無所作為？甚至於會不會因享有權力作威作福，而迷失心智腐化惡化？

明朝詩人楊慎的「臨江仙」寫得好，我到今天才徹底體會他的意境。讓我真正成為山居歲月中的仙人。

滾滾長江東逝水，浪花淘盡英雄。

是非成敗轉頭空，青山依舊在，幾度夕陽紅。
白髮漁樵江渚上，慣看秋月春風。
一壺濁酒喜相逢，古今多少事，都付笑談中。

曾經傷害過我的長官，此時我不但不再有任何記恨，反而衷心感謝他們，因為有他們適時的當頭棒喝，才能讓我有機會反省檢討，激發潛能成就今天的我。

4.出家或在家？——當十天和尚受惠無窮！

過去對出家人總有一些誤會，認為大部分出家人都是因為無法適應或不滿意現實環境或因家庭、事業、感情等遭遇挫折想逃離塵世才會遁入空門，與青燈古佛為伴。出家修行只是彌補心靈創傷而已。

兩千五百多年前佛陀是由皇宮走出來，在菩提樹下苦修悟道，並帶領弟子在叢林修行正法；而現代所謂高僧大德卻帶著弟子進入比皇宮還奢華的殿堂，接受信徒長期供養及頂禮膜拜，修行成為一種榮耀與享受，實在不知道他們修的是哪門子的行，也加深我對修行的誤解。

其實所謂修行，我以為照字面來解釋「修正自己的行為」才是最言簡意賅最傳神的。

當今宗教的「修行」常被冠上神祕的色彩，五花八門故弄玄虛的修行法門，讓人頭暈目眩難窺究竟。

其實出家人已遁入空門，除非他們塵緣未了或另有所圖，修行對他們來說只要稍具慧根放下自我，依佛陀的法門，肯下苦功修行，人人均可修成正果，哪會有今日的宗教亂象。

能暫時遠離塵世的諸多壓力及煩惱，在禪修中心「修行」真是難能可貴。當了十天不穿袈裟、不受剃度，接受短暫奉養及法工服務的出家人。能在平心靜氣中在老師的開示下修行正法，讓我達到真正修正自己行為的功效，並得到意想不到的好處與利益。

在內觀禪修中心誠心接受佛陀的方法，才是正確而沒有任何神祕色彩的正法。

5.漸修或頓悟？——能開智慧就是好法門！

我年輕時曾醉心研讀禪宗書籍，對六祖惠能無師自通的頓悟更是心儀。而天生懶散意志不堅的我，更不會浪費時日去長期的苦修。頓悟法門成為能夠便宜行事的藉口，但是這一輩子也沒頓悟出什麼道理，反而讓很多簡單易懂的道理陷於愚昧不明，自食惡果。

其實中國禪宗史上也唯有惠能這位原本不識一字的「樵夫」，天生就能悟出道理。禪宗雖留下很多受當頭棒喝而能開悟的公案，但他們多是經過長年苦修才被激發潛能而頓然覺悟。

至聖先師孔子早就說過：有生而知之；有學而知之；有困而知之，及其知之，一也。「生而知之」就近似頓悟；「學而知之」、「困而知之」也就像是漸修，「及其知之，一也」就是由頓悟或漸修得到真智慧，原本就是殊途同歸的道理。

因此除非天縱英才，否則一般凡人無論求學問及修行均應循序漸進。

此次內觀禪修歷經十日苦修，及老師開示才有因緣悟出一點粗淺道理，在為人處世上有點收穫，但我深知要不斷持續的修行正法，才能好好保有並不斷精進。因此頓悟與漸修孰有道理，孰為正法，應以人的慧根來定，但無論如何，能開智慧就是好法門。

6.天堂或地獄？——貪愛造就天堂；瞋恨成就地獄！

我沒有任何宗教信仰，對生死及神鬼看法，一向秉承儒家正統觀念「不知生焉知死」；「不知人焉知鬼」。

山居後成為施老師探究靈異之旅實驗的小白鼠，諸多不可思議的靈異現象，讓我逐漸相信有生死輪迴與鬼神存在。

靈異之旅讓我肯定「善有善報，惡有惡報。」也相信「若問前世因，今生受者是；若問來世果，今生做者是。」

我也相信有天堂與地獄，但我絕對不會相信凡間甚至經書上所描述的天堂與地獄。

經書的天堂就是所謂極樂世界，只有快樂永遠脫離輪迴痛苦，壽命無限量，有遍地都是黃金寶石及稀世珍寶，有慧鳥行樹宣揚妙道美音，衣食豐足，身是蓮花脫盡了臭皮囊，極樂世界沒有一個不是修行的，多具大菩薩資格，都是可以交往的好朋友。這樣便宜的好事，在別的世界上是萬難尋得到的。

好一個西方極樂世界，那根本就是基於人性的貪婪慾望所造就的，說什麼遍地黃金及稀世珍寶，果真如此，黃金珠寶就形同糞土，需知物以稀為貴。至於天堂的行樹妙鳥，人間有的是鳥語花香、山巒疊翠、氣象萬千的美景，何需到天堂欣賞？至於只有快樂沒有痛苦，壽命無限量，佛都說了無常，萬事萬物都得遵循「成住壞空」鐵律，難道極樂世界就有常嗎？身體即是蓮花化生脫盡臭皮囊，還要什麼豐衣足食？都是大菩薩資格天生善種，惡緣不生、邪念不起還要修什麼行。我非詆毀經書，但畢竟經書是人寫的，它教化不了我，我相信天堂就在人間，端賴你如何去營造，如何用心去觀察。

一首佛偈說得好：「春有百花秋有月；夏有涼風冬有雪；若無閒事掛心頭，便是人間好時節。」其中的「無閒事」指的就是遠離貪、瞋、癡、慢、疑。

「人生不如意十常八九，總在堅忍耐煩、勞怨不避，才能期於有成。」人到世間是來學習的，如何營造一個美好人生，讓生命更有意義，將人間用心營造成為天堂。

如果不是發自內心真正的慈悲心、懺悔心，並發大願、行大善來累積功德，只想便宜行事，以為花錢做功德找救贖、唸經贖罪、信主永生……等等，死後就能上天堂，無異緣木求魚。

很少接觸經文的我，曾參加一次完整的超渡法會，看著經文並隨師父唱頌，越覺經文內容荒誕不經，加上冗長唱頌及跪拜儀軌，因而心生煩躁。心想：能為亡故親友超渡，將深仁博愛通黃泉也是美事一樁而忍耐下來，但對經文描述地獄陰森景象，什麼無間地獄上刀山、下油鍋、抱火柱、吞火球……數不盡無所不用其極慘不忍睹的酷刑，除了震懾人心，心生恐懼外，我不知有何教化功能。

簡直就是順我則生，逆我則亡，如此神佛的瞋恨心，比之凡人有過之而無不及。

我佛慈悲為懷，乘願而來，更是為教化超渡亡魂而來，希望來世為人改邪歸正，不再作惡多端。以牙還牙、以惡懲惡的報復行為人世間尚且難容，何況是標榜神明渡化的超薦法會。否則無間地獄將鬼滿為患，永世不得超生。如此「地獄不空，誓不成佛」的宏願就成為空談妄想。

內觀禪修課程結束後，觀看內觀禪修的錄影帶播放，葛印卡老師在號稱全世界最大、人犯最多、最黑暗，有如人間地獄的印度監獄，親自面對解除手鐐腳銬的衆多死（重）刑犯，進行內觀禪修課程後，看到一個個原本仇恨敵視、暴戾凶殘、毫無人性的扭曲面龐在獲得開悟後的法喜，真心發願懺悔、改過，何只是感動莫名，熱淚盈眶。葛印卡老師在他們心目中才是真正渡化他們的活菩薩。

人可以發弘願，以慈悲心在號稱人間地獄的印度監獄成功渡化罪犯，神佛菩薩何需以瞋恨心，藉無間地獄濫施酷刑懲惡報復。看來人的慈悲心比之神佛要高明而慈悲多了。

7.石頭老伴示相——感情再造與昇華！

庭院造景及山坡地水土保持，最好的工法是不破壞生態環境，能就地取材的資材最實用。因此野溪各種類型石頭成為最好的材料。只要造景需要，以人力搬得動的都會搬回造景。有一天發現揀回的兩個石頭，從各個角度遠觀近看，均像極了阿公、阿嬤的人頭。於是再找到兩座像身體盤坐的石頭，把像阿公、阿嬤的石頭放置在座石上，分別放在一棵嫁接過的茶花左右兩側，每次凝視時均會發出會心一笑，還不時介紹給好友欣賞。

兩、三年過後，總覺得這兩尊阿公、阿嬤石擺放的姿態與位置有問題，阿公高傲仰頭目空一切，阿嬤低頭沉思愁容滿面。加上周邊幾棵肖楠、槲榆、桂花、李花已由小樹長成大樹，讓它們所處位置變陰暗，加上茶花橫阻分隔，兩人像是沒有交集。

內觀禪修報到前，正好鄰居好友想學茶花嫁接技術，我疏伐了很多茶花，包括這棵分隔阿公、阿嬤的茶花也慷慨送給他。重新放好位置，讓他們相互依偎，阿公斜靠阿嬤肩膀，含情脈脈再也沒有那股霸氣，阿嬤心滿意足重現歡顏，兩人似乎歷經滄桑後有談不完的前塵往事，並浸潤在往日的濃情蜜語中。

其實這兩年來，石頭老伴因擺放不當，呈現的就是我們夫妻感情變化的最佳寫照。由於先前不斷累積的怨氣所帶來的負面情緒，以及山居歲月有永遠做不完的工作，不斷的拖延及累積沒完沒了的工作等著逐一去完成，但畢竟已逾花甲之年，體力漸感不支，在工作壓力增加下，自然情緒緊繃，愛妻的好意規勸也當成是嘮嘮叨叨喋喋不休。脾氣煩躁時，我更是情緒失控的口出惡言加以反擊，當然愛妻也跟我一樣會情緒失控。惡性循環的結果，長期陷入冷戰，影響所及自此語帶諷刺話不投機，更常為一些雞毛蒜皮小事情傷了和氣。

夫妻失和原本是家務事不足為外人道，交往密切的施老師見微知著，以其敏銳的觀察力，洞悉我們夫妻出現狀況，常藉故支開我到她家當面開導，或乘愛妻不在時電話中開示。說來慚愧，夫妻勃谿還有勞外人調解與操心。

想起鄰居一對怨偶，先生固執，太太嘮叨。他們都天真的以為搬到山上各有所好、各行其事就會改善。從買地、整地、植栽、造景、建屋進住前後三年，幾乎是一天一小吵，三天一大吵，讓我們耳根難得清靜。常為了當和事佬而搞得人仰馬翻，甚至三更半夜被叫去調解糾紛，直到先生因病鬱鬱而終，太太再也不敢獨居山中而賣地走人，結束一場鬧劇與山居惡夢。殷鑑不遠但並未帶給我警惕作用。

這次的內觀，讓我有機會悟出內心深處的真智慧，以愛心及慈悲心不但原諒甚至感謝曾傷害過我的人，也請求曾經被我傷害過的人能原諒我的過錯，更對愛妻生起了懺悔心。當內觀結束愛妻開車來台中接我，在回程的兩個多小時，除了報告內觀心得外，並鄭重向愛妻道歉，請求原諒，愛妻更以感激之心淚眼模糊來回敬。

回到家看到大部分密植的花草樹木，在愛妻請工人疏伐後頓覺明亮開朗，而石頭老夫妻更重新展現歡顏。我見石像多嫵媚，石像見我應如是。相信我們夫妻的感情，能像兩尊石頭老伴一樣，海枯「石爛」至死不渝。

8.倒地鈴的種子——一顆潔白無瑕的心！

課程接近尾聲的休息時間，在園區散步運動，不經意看到圍牆上攀緣一棵名為倒地鈴的藤莖植物，結滿了已成熟像燈籠般鼓脹的小氣球果子，突然體會到老天爺要我看到它的用意，於是採了幾個果實，把有稜角的果皮剝開，看到一粒與綠豆大小相同的種子，它特別的地方在於，黑色種子中呈現一顆潔白無瑕的心形圖案。對植物有興趣的我，早有同好告之這個大自然的奧妙。

其實更奧妙、更神奇的是，倒地鈴在植物學的分類上是屬「無患子科」，與高大喬木的無患子、龍眼、台灣欒樹等同屬的無患子科植物有天壤之別。

來自一個共同祖先有著相同的遺傳因子，經過億萬年的演化，無患子樹可以長成參天巨木，成活上百年，反觀倒地鈴則成為必須攀緣依附才能成長的一年生蔓性草本。除了驚訝造物者的神奇外，也更體會出世間萬物無常的道理。

無患子樹受到人們的「歌功頌德」，而倒地鈴必須攀緣依附，如不幸長在惡地，則靠匍伏地面艱苦生長，不時遭受到人畜的踐踏，受盡摧殘。但它卻能不卑不亢，在困頓的環境中掙扎成長，並將賴以生存，繁衍綿延，微小圓融的黑色種子上印記一顆潔白無瑕的心，世世代代受到人們的讚頌。

內觀禪修帶給我太多啓示，我知道上天是有意要我從這裡帶走一顆潔白無瑕、純正善良的心。

第十一章

禮讚與感恩

仁心仁術的醫療團隊

罹癌後的前四年化療及髓植住院及回診時間加起來，幾乎有兩年是「以院為家」。因為自己全力配合，加上醫師的仁心仁術，及護理人員的愛心耐心、關懷與鼓勵，讓我感受到進醫院就像回自己家一樣，醫病關係至為融洽。有關他（她）們的仁心仁術在本書第五章已詳盡敘述。

想起以往那些引起社會各界及民眾大加撻伐的諸多重大醫療糾紛，除了嘆息外，只有慶幸自己遇到最好的醫療團隊。而我也有幸成為長庚醫院最成功的抗癌鬥士之一。

每隔兩年一次的骨髓移植聯誼會，要我發表意見時，我都會誠摯的向醫療團隊行禮致謝，感激他（她）們的再造之恩。

全民健保的德政

自從實施全民健康保險，民眾看病住院均享有健保給付的福利，我很幸運罹癌的前兩年，全民健保已開始實施，我自己曾概估過，罹癌以來我這個領有重大傷病卡的醫療費用，在健保給付額部分絕對超過七、八百萬元以上。這麼龐大的受惠額，如果沒有健保政策，就算變賣所有家產，也不可能籌措出來。聽說就算社會福利最先進的歐美國家，如美國、英國也做不到。罹患像我這種癌症，本身沒有自備新台幣壹仟萬元以上，是不可能治癒的。

全民健保政策，實施廿多年以來，雖然有諸多缺失為人詬病，也因此造成政府重大的財政負擔，年年虧損嚴重，似乎有拖垮政府財政之虞。其實像我這樣的病人及家屬不知有多少，無不衷心感激政府德政。如果沒有健保給付，那些中低收入的家庭，如有不幸重大傷病的親友，絕對會遭遇傾家蕩產甚至家破人亡的悲劇，更會形成嚴重的社會問題。

全民健保政策絕對是個全民受惠的德政。政府有心改革，我想人謀不臧，絕對是主要亂源，衷心盼望此一可以讓台灣傲視全球的德政永續實施。

捐血救人的無名英雄

罹癌之後前四年的十二次化學治療期間，每次的血球下降是化療的諸多危險及副作用之一，白血球、紅血球、血小板，在藥劑注射後，急速下降，到七至十四天左右降至谷底。

上述血球的下降，除了白血球是靠注射生長激素，促其快速生長外，血漿及血小板均要靠血庫中心提供。

自己曾粗估，化療期間總共輸了一百多袋血漿及血小板。如果沒有愛心捐血人，我早已命喪黃泉。在捐血救人的網站上看到罹患地中海貧血，靠捐贈者血液存活的小朋友致眾多捐血人的感恩詞：「謝謝您！我不認識您，但我非常感謝您。」最能表達我感恩的心聲。

山高水長、昊天罔極的偉大母親

母親之所以偉大，在戰亂時流離失所、孤苦無依的環境中「顛沛必於是，造次必於是」，歷盡艱辛把我們四兄弟撫養長大，而且都讓我們完成高等教育。

隨著海峽兩岸政策的開放，一九九三年母親在來台四十多年後，先後在愛妻及我的陪同下回到海南島家鄉，看到當時家鄉貧窮落後、滿目瘡痍的淒涼景象，以及聽到家鄉親人們談到中共在「三面紅旗」與「文化大革命」期間的倒行逆施，腥風血雨的清算鬥爭整肅餘悸猶存。真是慶幸與感激父母親在當時國共內戰風雨飄搖的時代，毅然把我們兄弟平安帶到台灣來。更感謝當時的政府與國軍成功遏阻共軍渡海犯台，否則後果可想而知。

兄弟四人只有我的剛毅堅忍個性最像母親，其實何只是像，簡真是一個模子造出來。母親從年輕時就牙病、胃病不斷，中老年後又患有低血壓、糖尿病、白內障以及梅尼爾茲內耳失衡病症，以致經常頭暈眼花，雙腿無力，但她卻從不叫苦，也不願求人，尤其在高齡八十歲後行動更為不便，必須以輪椅代步時，我們建議請外勞照顧，她也堅持不肯，硬撐了十年，一直到九十歲仙逝前，室內行動、更衣、沐浴、如廁，都是靠自己，從不要求並拒絕子媳孫子女照顧。

遺傳自母親這種剛毅堅忍的個性，讓我在抗癌時具有關關難過，關關過的勇氣與超人毅力。無怪乎在長庚醫院骨髓移植聯誼會中，我在做抗癌心路歷程專題報告後，主治醫師郭明宗先生總結時所說：「因為陳先生具有剛毅堅忍的性格，才能抗癌成功，這是一般癌症病人少有的。」

母親的偉大對我而言更是有別人沒有，而讓我得以延續生命的兩大恩典。

其一，母親是在對日抗戰與國共內戰期間，隨國軍部隊做護理工作，幫助懷孕女眷屬接生。愛妻的生父與父親同為敵後作戰陣亡，愛妻是遺腹女，母親幫助接生後認作乾女兒，後來有緣結為連理並成為不棄不離、相濡以沫，同甘共苦的恩愛夫妻。

其二，也是遺腹子，而且是由母親親手替自己接生的健康寶寶——四弟，之後成為我骨髓移植捐髓的救命恩人。

謹以此書獻給這一生受盡苦難，留給子女無以回報恩典的偉大母親。

不棄不離、相濡以沫的愛妻與獨立懂事的子女孝心

當我罹患血癌後，愛妻為了全心全力照顧我而辭掉工作，陪同我一起住院照顧。她跟兒女表明無暇兼顧，希望他（她）們能諒解並學習獨立自主，還好兒女們日後不僅沒讓做父母的失望，而且表現出乎意料得好。

罹癌病人住院治療很痛苦，照顧病人的家屬更是辛苦。愛妻除了要操持家務外，還要陪同住院，在四年的治療期間幾乎有一年半是陪伴我，晚上睡在以折疊椅擺平在病床邊，連翻身都感困難的狹窄空間。而且隨時都要關心照顧在病床上生理及心理均極不穩定的我。並與我同樣要承受死亡的恐懼，我可以了無罣礙一走了之，但照顧的愛妻則要面臨痛失至親的悲慟直到終老。

愛妻在我骨髓移植期間更是辛苦，不僅要先期接受移植後重返家園的居家護理訓練，以及病人飲食調配的講習與居家環境的全面清理消毒。而每日兩次進入移植室的無菌病房，更要全身消

毒穿上防護衣才能探望。在接近移植完成可以進食時，為了調製絕對衛生營養可口的食物，必須費盡心思，並花三個小時開車往返家中與醫院。在越接近髓植完成越是心驚膽顫，深恐有任何差錯而影響預後。

髓植後又擔心一波波的排斥現象。在「活過今天，不知有沒有明天」的恐懼中，也大膽接受把僅有的老本投入山居。事後想來還常為之前的大膽決定捏一把冷汗。萬一我走了，她如何處理善後。山居中，也虧她洗盡鉛華放下一切，胼手胝足，共同打造理想的桃花源。

感謝老天賜給我美滿姻緣，在我長期住院治療期間，在我面前從未見到她有一絲倦容及怨言，反而比我更為堅強勇敢。更感謝老天賜我們夫妻乖巧懂事的兒女，不僅在假日替代辛勞的媽媽到醫院來照顧我。甚至在山上做田園療癒，有些部分也是靠兒女來渡化。對兒女始終存有虧欠，在外島前後十年的服役期間，幾個月回不了家，每次輪調回台灣，部隊也幾乎多在中南部，好幾個星期才回家一次也是常有的事。兒女在未成年的成長過程，我缺了席沒善盡做父親的職責，反讓兒女從生病起一直照顧到現在。

慷慨捐髓的情深手足

主治醫師原本認為我年齡過大，在當時尚未做過四十五歲以上病患的骨髓移植，經四年的長期觀察考驗，認為我天賦異稟，有強健的身體、超人的毅力，經多方考量、重新評估後覺得可以一試，先詢問是否有兄弟與兄弟是否願意捐贈骨髓。

當我們夫妻向四弟及弟媳求助時，他倆毫無考慮就慷慨答應。在外人看來，同胞骨肉血濃於水，義不容辭本是天經地義的事。其實不然，我遇到太多的血癌病例，就算是至親骨肉，在此生死交關之際，見死不救，避不見面的大有人在，「救人一命，勝造七級浮屠」，何況是對至親骨肉。但有些人不僅沒這個善念，反而迷信「個人業力個人擔」，即使救活同胞骨肉，自己也將招至厄運成為替死鬼的觀念。

什麼時代了還有這種迷信觀念，想來真為四弟及弟媳的明智慷慨之舉而救了我一命，由衷的感謝。更感謝他倆在我山居期間需錢孔急時，多次借錢週轉，讓我順利完成心願。

全程解囊相助的知心親友

內弟在我罹癌的十多年前，正值英年事業有成時，不幸罹患慢性骨髓性白血病。在當時的醫療技術僅能使用藥物暫時緩解病痛，根本無法治癒，醫生也很肯定的說最多只有五年的存活期。目前可以根治的療法，是以高劑量化學治療合併骨髓移植。但在當時醫學最發達的美國也只是在試驗階段。先後十多年內弟與我相繼罹癌。但我比內弟幸運多了，原本不可能治癒的絕症，已有治癒的可能，可見醫學進步的神速。

就如同醫生的預估，內弟在病後的第五年，在非常痛苦的掙扎中先走一步，留下年老的岳父及無依無靠的弟媳與年幼子女。弟媳不得不重回職場辛苦工作賺錢養家。

當我決心到山上繼續抗癌，需要可觀的資金，常因週轉不靈或興建房屋急需用錢，但只要開口，弟媳總是慷慨解囊。內弟走後，我們夫妻沒照顧好他的岳父，更沒關照過弟媳及其子女。反讓弟媳全程幫助我們解決困境。除了讓我們銘感五內外也讓我們深感愧疚。

在「活過今天，不知道有沒有明天」的窘境中，她們似乎比我更有信心，相信我一定會康復。我抗癌一路走來有這麼多知心親友幫助，真是感激不盡，不知是幾輩子修來的好福氣。

提攜鼓勵的同學長官與危機變轉機的母校魏教授伉儷

在我童年到青年的成長背景中充滿著悲傷、憂鬱、迷惘，因此累積層層的負面情緒。幸有李姓同學長官，在我面臨這一生最重要抉擇，就是軍校畢業服役將屆滿十年，要不要退伍，前程茫茫，不知何去何從時，提攜舉薦、指導鼓勵。這位同學長官是全期畢業同學在軍中學經歷最完整，表現最突出的。有他在前面引導成為我學習的榜樣，使我能逐漸步入中高層，開展視野。人生由前期的黑白走向彩色，不斷累積的正面能量，成為爾後抗癌的無形資產。

在抗癌遇到瓶頸，不知所措時，幸有母校的魏教授賢伉儷適時建議我以生機療法強化自體免疫功能。有他們的建議，在獲得有效的病情緩解後，才會有飲食習慣的徹底改變，接著才會有自我檢視探究病因，決定將生活習慣、居住環境，甚至個性、觀念做改變，奠定爾後山居以身心靈全方位抗癌療癒的契機。

改變個性，打造心田的貴人——施寄青老師

買這塊山林地時聽仲介說，施寄青老師也來這山區找地。大約四、五個月後，我們夫妻正在整理庭院時，施老師突然出現在眼前，來訪目的只是想知道，是誰買了這塊原本她也中意的山林地。不久後又聽仲介說，她也買了山區另一塊山林地。因緣際會，在兩年後成為最好的築夢鄰居。

施老師雖是名人名嘴，但說實話，我對她只有粗淺的認識，知道她是名校建國高中的國文老師，是婦運領袖之一，也曾是首位女總統候選人，在電視上伶牙俐齒、咄咄逼人、觀念前衛、驚世駭俗，令衛道人士不敢恭維。

當施老師準備教職退休後在此終老，所以在買地接近滿兩年時，不斷請建築師、建商、整地工程人員到山上會勘，接著在動土鳩工營建房屋時，就常與我們夫妻有良好互動。而我在此時也因為有了兩年的種樹造園經驗，承蒙她的肯定而請我協助打造庭園。此後對施老師才有進一步的認識，尤其在施老師教職退休進住山居後，交往更為密切。

我們自稱是「象山三老妖」，有如老頑童般全省走透透，甚至多次組團到大陸各地及日本旅遊。而施老師在山居遭極少數惡鄰污衊，甚至受到原地主蓄意惡整，我們夫妻也挺身而出與其周旋到底，我們之間就如同家人一般。施老師長我一歲，自然也就把我們夫妻當弟妹一樣照顧。

這時候我才開始拜讀她的大作，並多次聆聽她受各界邀請的演講。至此我真正了解到她滿腹經綸、學貫中西、出口成章、辯才無礙，真是一位了不起的女權運動先驅，她的獨到見解常能一針見血、切中時弊，是當今難得一見的才女。

罹患癌症後為了要活命，除了在醫院做正統的療法外，無論在生活、飲食習慣、居住環境上都做了重大調整，甚至有一百八十度的轉變，目的就是想把過去可能的致癌因子除去。唯獨執著的個性、火爆的脾氣及嫉惡如仇的心理始終難以消除。我明知這些用之足以僨事，而且也都是罹癌的幫凶，但要想改變成放下一切心平氣和，了無罣礙，談何容易。正如王陽明先生所說：「破山中賊易，破心中賊難。」

所幸山居歲月中，在施老師言行不斷影響下，幾年前我們夫妻又陪同她做探究心靈之旅，讓我在個性及思想觀念上做了重大的改變。

最近幾年施老師又不斷指導與鼓勵，要我將抗癌心路歷程結合山中傳奇寫成專書。一個接近老朽之年的大老粗，居然還能發揮潛能讓「禿筆生花」，文章不好，貽笑大方。但多少能提供癌病友參考，也就值得安慰了。

我常向施老師戲稱：「我幫助施老師打造田園，施老師卻是在幫我改造心田。」施老師以會心的一笑稱是。

亦師亦友的亦安學長

山居數年後因緣際會認識在軍校，高我五期的亦安學長。與其深談後才知道，我在軍中為了充實本職學能，所必須研讀了解的社論、時事論談、敵情分析、政治指示、精神講話，甚至長官重要演講的手稿均出自他本人或其參與的文宣小組。

隨著軍中職位的步步高升，研讀文件越多，越覺得撰寫文件的作者才學橫溢，博覽群書見多識廣，總以為他是個飽經風霜的老學究。身處野戰單位的我始終無法與處在高司單位的他結緣。等自己有機會到高司單位歷練，他已離開軍中。

山居後有幸與他結識，才知道心儀已久的他，在當時只是年紀不到卅歲的尉級軍官。

亦安學長離開軍中後，曾因撰寫一篇見解獨到的文章，被當時層峰延攬入智庫。但多年後他也因此看盡官場現形，最後為爭取基層員工福利而與高層結怨，憤而結束官場生涯。政府開放農地買賣後，他也到南庄買地蓋屋定居。結識學長後，學識淵博的他，自然成為我請益的對象與開導的老師。

他曾在軍中人事部門擔任高司幕僚，看透了層層的黑箱作業與卑劣小人的行徑。他說，我為人耿介，在軍中那種環境，一、不會巴結討好長官；二、不會跟主流的小圈圈阿諛奉承、吃喝玩樂打成一片；三、這種剛毅內斂、曖曖內含光的性格，除非相處久了，有幸遇到知人善任的長官，否則不可能會有長官賞識與提拔；四、雖擁有完整的學經歷，但沒有好的人脈，晉升之路雖有制度，但制度是人訂的，也可以因人而廢。

亦安學長一針見血的剖析，並開導我誠心做人、實在做事，名與利到頭來都是虛空的。保有赤子之心、不忮不求、活得心安理得才是正道。他看到太多不學無術卑劣無恥的高官，台上風光，下場淒涼。

這一生辱我、謾我、毀我的逆境菩薩

這一生中遭受到不少辱我、謾我、毀我的長官、朋友、惡鄰，在當時對這些人恨之入骨，必除之而後快。山居後不斷的沈潛反省，特別是在參加內觀禪修後，悟出這些困頓與挫折不就是「苦其心志，勞其筋骨，餓其體膚，空乏其身，行拂亂其所為。」要我動心忍性，激發心志潛能，讓負面情緒轉化成正面能量，化危機為轉機，讓逆境變成順境，最終因而能全方位抗癌成功。

處逆境時有貴人相助，會讓人感恩戴德；如果這時有人落井下石，必定恨之入骨，這是當然的。但如果學會反向思考，這都是老天爺藉由他們之手來磨練我，激發潛能增長智慧。把他們看成逆境菩薩，心中就不再有恨。

老實說，對這一生中辱我、謾我、毀我的人雖然恨已消融，但畢竟我不是聖人，對於他們還是敬而遠之，但我還是會在心裡常默念「對不起！原諒我！謝謝你！我愛你！」這是看了施老師送我《零極限》這本書所學會常說的「四句箴言」。

撰寫〈禮讚與感恩〉這個章節時，正好這段時間電視台重播日劇《阿信》這部經典好戲。由陳樂融先生作詞，陳志遠先生作曲的主題曲「感恩的心」字字句句唱到我的內心深處，心中的悸動實非筆墨所能形容。

我來自偶然　像一顆塵土　有誰看出我的脆弱
我來自何方　我情歸何處　誰在下一刻呼喚我
天地雖寬　這條路卻難走　我看遍這人間坎坷辛苦
我還有多少愛　我還有多少淚　要蒼天知道　我不認輸
感恩的心　感謝有你　伴我一生　讓我有勇氣做我自己
感恩的心　感謝命運　花開花落　我一樣會珍惜

後記

緣起緣滅　隨緣隨喜
成果雖美　過程最好

這本書付梓時我已賣了山居房地，搬回都會區，讓鄰居朋友們感到非常錯愕與惋惜。錯愕的是，在山上住得好好的，怎會突然決定賣地走人。惋惜的是，花了十五、六年心血辛苦打造的人間仙境，怎會捨得放棄。

因癌病上山抗癌，也因身心靈全方位療癒而下山。緣起緣滅，隨緣隨喜，「成、住、壞、空」，萬事無常，本是常態，何必執著。

決定下山最主要原因是，年近古稀體能狀況大不如前，一個人老後不能再逞強，是該示弱的時候了，特別是愛妻因年輕時的運動傷害，導致這幾年舊病復發全身痠痛，在山上無法從事一般例行工作，連健行爬山的上下山坡都很吃力，最嚴重的是左眼因黃斑部病變，所看到的景物均變形扭曲，導致視力不平衡常會誤判而發生危險，已不適開車外出，甚至連走路不小心都會摔倒受傷，雖已開刀治療，但黃斑部病變是不可逆的，能不惡化已是萬幸。原本山居就會帶來諸多生活上的不便，隨著年齡的增長，會更加嚴重，思之再三只好下山，搬回都會區。

打造山居現代桃花源十五、六年，別人驚嘆欽羨的是眼前的美景與難以置信的成果；而我看重的是，在經年累月一點一滴的付出中使身體康復，以及不斷的沉潛反省所得到啓示與增長的智慧，這才是最彌足珍貴的。

過去很多朋友特別是癌重病友，在得知我在山上抗病養生的成功經驗，想到山上參觀了解，我都樂於接受。如今已無法應允，希望藉這本書完整的抗癌經驗，與山居身心靈全方位抗癌的心得，毫無保留的翔實報告，相信能提供並滿足癌重病友，以彌補無法上山實地了解請教的遺憾。

跋

抗癌、修道、證菩提——一位苦行者走過的身、心、靈之路

卜居鄉間多年，幾乎與外界隔絕。突然有一天電話鈴響，傳來一個陌生的聲音，他說，他是陳正武，我的鄰居。因為到台北參加親人孩子的喜宴，同桌一位賓客，聽說他來自南庄，問他認不認識我。當然答案是否定的。但認識我的這位先生以為南庄很小，要找一個人並不難，就託他回南庄時，查訪並代為表達問候之意。他回到南庄就到電信局找到了我的電話，而聯絡到我並轉達了朋友對我的關懷。

從都會移居鄉間的人，多數都有一種矛盾的心理，既期望有人關心，又害怕被人打擾。而我就是這種典型的自私又逃避的人。在電話裡，陳先生和我談得非常投機，並且告訴我在鄉間生活的點滴，好像給了我一些啓示，也想出去柴扉，看一看草舍之外，其他移居鄉間者的概況，於是相約互訪。

次日，正武先生與夫人亞菊女士，光臨草舍，使我甚為驚異。正武先生魁偉英挺，亞菊女士嬌小嫵媚，確實是一對璧人，只是歲月使人資深，但也難掩其曾經有過的光彩，令人不勝有「遙

想公瑾當年」的唏噓。從言談中可以了解正武沉穩幹練，剛毅而不木訥，凡事親力親為，不畏勞苦艱鉅的特質。而亞菊女士，則是熱情活潑，樂於助人，細心體貼的個性。

不久，我與老妻前往遠在十里之外的「無患居」回拜，一時為之驚豔，令人讚嘆不已。占地一千二百餘坪的「無患居」，簡直就是一座小型森林生態公園。林木蒼鬱，花木扶疏，奇石有緻。池塘裡的鯉魚有一尺半長，生態溝更是精彩，各種水生植物、動物，豐富得令人嘆為觀止。而最令人感佩的是，陳先生為了療疾養生，所架設的有機無毒蔬果設施，以及用生態工法，從河裡一顆一顆搬回來的大小石頭，憑一己之力建構成的駁坎、生態渠道，甚至於路面鋪設。進入「無患居」才知道這才是桃花源，這才是鄉居者的夢想。

陳先生的「無患居」時有客人造訪，都受到亞菊女士的熱情款待，而且他們夫婦為了眾樂樂，並與同在鄉間的「新住民」組成了公益的聯誼組織，互相觀摩學習有關的農業知識，儼然就是一個小社會。

爾後，我們夫妻也偶然去參加在「無患居」的各種活動，並享用陳家夫妻的精饌美食。同時在「無患居」也經陳家夫妻引見，得識施寄青老師。施老師當代名人，卻也隨緣隨喜。在施老師的領導下，不僅讓我見識到原來鄉間生活也可以如此多彩多姿，而且也因施老師的慷慨個性，使我在鄉間這些年後，重新有了完全不同的生活經驗。

陳夫人亞菊女士是一位難得的好駕駛，開車不疾不徐，坐車的人既安全又舒適，更可貴的是她樂於開車載施老師、我們夫婦出去見世面。於是在施老師的領導，亞菊女士的規劃下，我們不時闖南走北，探幽取勝，親訪野老遺賢，品嚐人間美味，確實過了幾年淌蜜流油、肥滋滋的好日子。只是施老師辛辛苦苦寫稿、演講、上電視掙來的血汗錢，都祭了我們的五臟廟。

世間變幻實在不是人所能預料和掌控。好日子總是容易消失。很不幸，我們仰仗的亞菊女士，眼睛竟出了問題，先是視覺模糊，而且左眼看到的景物扭曲變形，經醫生檢視進而發現是左眼黃斑部病變，這可是個大問題、難問題。因為這是一種不可逆轉，而只能求不惡化的眼疾。它使人的視覺產生誤差，因此不僅不能開車，而且走路也要小心，以免誤判高低左右而出問題。這對於在鄉野，尤其是空曠山間生活的人而言，不僅是個不方便的問題，而且是極危險的事情，看不清楚，隨時隨地都可能跌倒，被蜂叮，被蛇咬。而且正武夫妻在「無患居」是事必躬親，夫唱婦隨，亞菊不可能不做小幫手，因此，他們面臨了一個艱難的窘境。現實上已經無力在鄉間生活下去，心理上卻千般不甘，萬般不捨。

俗話說，上帝關閉了你一道門，就會為你開一扇窗。也許是正武夫婦的造化，竟然有一位他們的至親晚輩既愛「無患居」，又有能力在都會為他們買一間房舍。於是經過一番深思熟慮，決定另築桃花源。人生不都是如此嗎？何必一定要怎麼樣就非怎麼樣呢？

正武先生和亞菊做了堅定的抉擇之後，就慢慢的、輕鬆的，開始又從鄉野遷回都會。先是亞菊女士回都會，一方面裝潢、整理、布置新家，另一方面也就近解決醫療問題。而正武先生也趁此機會一一與他摯愛的花草、樹木、鳥獸、奇石做細微而親切的叮嚀、道別。大約一年之後，移居大致底定，正武先生竟然拿了一疊厚厚的書稿，要我幫做一點校對的工作。其實我早已老眼昏花，多年不讀書，不看報了。

展讀書稿之初，確實有些何必災梨禍棗的質疑。而詳細看完全書，卻興起了少年時夜讀《流浪者之歌》的情懷。這不就是一本修行者以身示現說法的書嗎？其中波濤起伏，歡欣嗟嘆，灰暗光彩，不就是人生的樂章嗎？而多少雖有同樣的經歷，可是又有幾人能看破、放下，終於發現生命的真相呢？

正武先生的經歷，有許多是令人欽羨的。或許在幼年時期因大時代的悲歌，沒有機會譜出光鮮的童年。可是自從進入青少年時期，因上天秉賦和個人興趣，卻在運動場上得以大展長才。他在高中時期不僅是籃球校隊的大將，而且還被選為縣籃球代表隊的一員，參加省運動會、全國運動會，真可說是一世之雄也。在當時不知羨煞了多少同年的青少年，而且也是他們的偶像。爾後，進入幹校體育系，更是佼佼者，並且成為全國大專籃球聯賽被評選的明星球員。後來雖因運動傷害而不得不退出體壇，但人生又何必長久，只要我曾經擁有，不就是完美嗎？

雖然離開學校進入職場，還不能忘懷馳騁籃壇的風光，又不能從事本科專業。可是，總有提燈者為他引領更光明的路。考參謀大學，進指參學院與戰爭學院，對於一個軍人來說是何等的榮耀，就好像文學校的學生大學畢業之後，修碩士、修博士，這是人生道路上一個功德圓滿的指標。更何況在他的軍旅生涯中晉升上校，擔任東引指揮部的政戰部主任，就職業軍人而言，這也算是功成名就了。

在此之前，正武先生在「職場」中，雖然不能說是一帆風順，但是靠埋頭苦幹，總可以種瓜得瓜。而從此之後，他將進入「官場」，那就另當別論了。自古以來，就有「經過官場嚇破膽」的說法，「官場」是一個完全不同的世界，所謂「官場」有三寶：「豬頭、蝦腰、狗尾巴」，以陳正武先生耿介不阿、實事求是、不隨流俗的個性，已經注定了他在「官場」之中，體無完膚，屍骨無存的悲慘下場和命運。

這也許是上天賜給正武先生的福報，使他不至於在「官場」中喪失人格，不會在得意官場之後，造作惡業，而不斷的以四面八方的「逆增上緣」使他急流勇退。「官場」的挫敗也許是他人生中最大的傷害，但也是他走上修行之路的第一道關卡。就如同《流浪者之歌》中，悉達多王子如果沒有生、老、病、死的無常苦難啓示，他又怎麼會放棄王子的尊榮，去追求人生終極目標的正道呢？

從書中我們可以看出，正武先生在「官場」中，蒙受種種的打擊、污衊、屈辱之後，也還沒有醒悟。於是才有癌魔的出現，讓他親自到地獄裡去走一遭，真正體悟到生命的真正意義。「知一切法無我，得成於忍」從此踏上了身、心、靈的懺悔苦行之路。

在南庄這近十五、六年的歲月，胼手胝足打造「無恚居」。一方面療疾養生，一方面又不自吝的把親身體驗，毫不保留的傳送給有緣的人。現在又把自己的身、心、靈赤裸裸的寫成書，完成「利他無我」的心願，這種精神無以名之，只可說是倒駕慈航，乘願再來的佛、菩薩。

悉達多王子在菩提樹下悟道之後，慨嘆地說：「人人有如來智慧德相，只因妄想、執著而不得證。」從正武先生的生命過程中，我們是不是也有同樣的感慨呢？現在正武先生拂一拂衣袖，了無牽掛的放下了十幾年的心血。既祛除了妄想，也斬斷了執著。從此雲淡風輕，瀟灑自如，確實是「吾心似明月，碧潭清皎潔，無物堪比倫，教我如何說？」

石坑老人　絮言

二〇一四年九月七日

國家圖書館出版品預行編目資料

癌後廿年 : 漫談山居身心靈全方位療癒百分百／陳正武著. --初版--. --臺北市：書泉, 2015.01

面； 公分.

ISBN 978-986-121-984-4（平裝）

1.白血病 2.病人 3.傳記 4.通俗作品

415.635 103023839

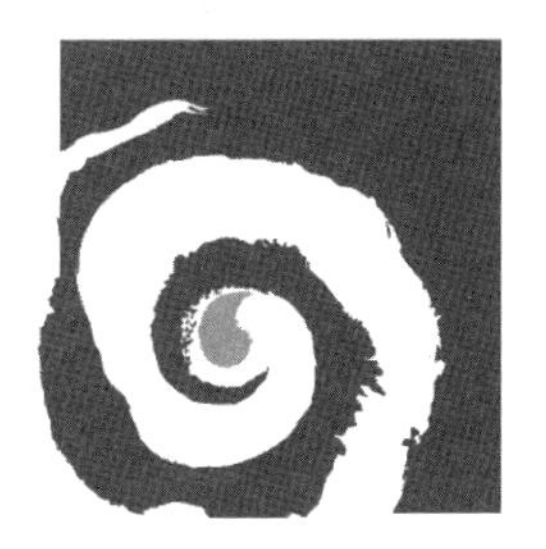

4910

癌後廿年—漫談山居身心靈全方位療癒百分百

作　　者— 陳正武
發 行 人— 楊榮川
總 編 輯— 王翠華
主　　編— 王俐文
責任編輯— 金明芬
封面設計— 黃聖文
出 版 者— 書泉出版社
地　　址：106台北市大安區和平東路二段339號4樓
電　　話：(02)2705-5066　傳　　真：(02)2706-6100
網　　址：http://www.wunan.com.tw
電子郵件：shuchuan@shuchuan.com.tw
劃撥帳號：01303853
戶　　名：書泉出版社

經 銷 商：朝日文化
進退貨地址：新北市中和區橋安街15巷1號7樓
TEL：(02)2249-7714　FAX：(02)2249-8715

法律顧問　林勝安律師事務所　林勝安律師

出版日期　2015年1月初版一刷
定　　價　新臺幣250元

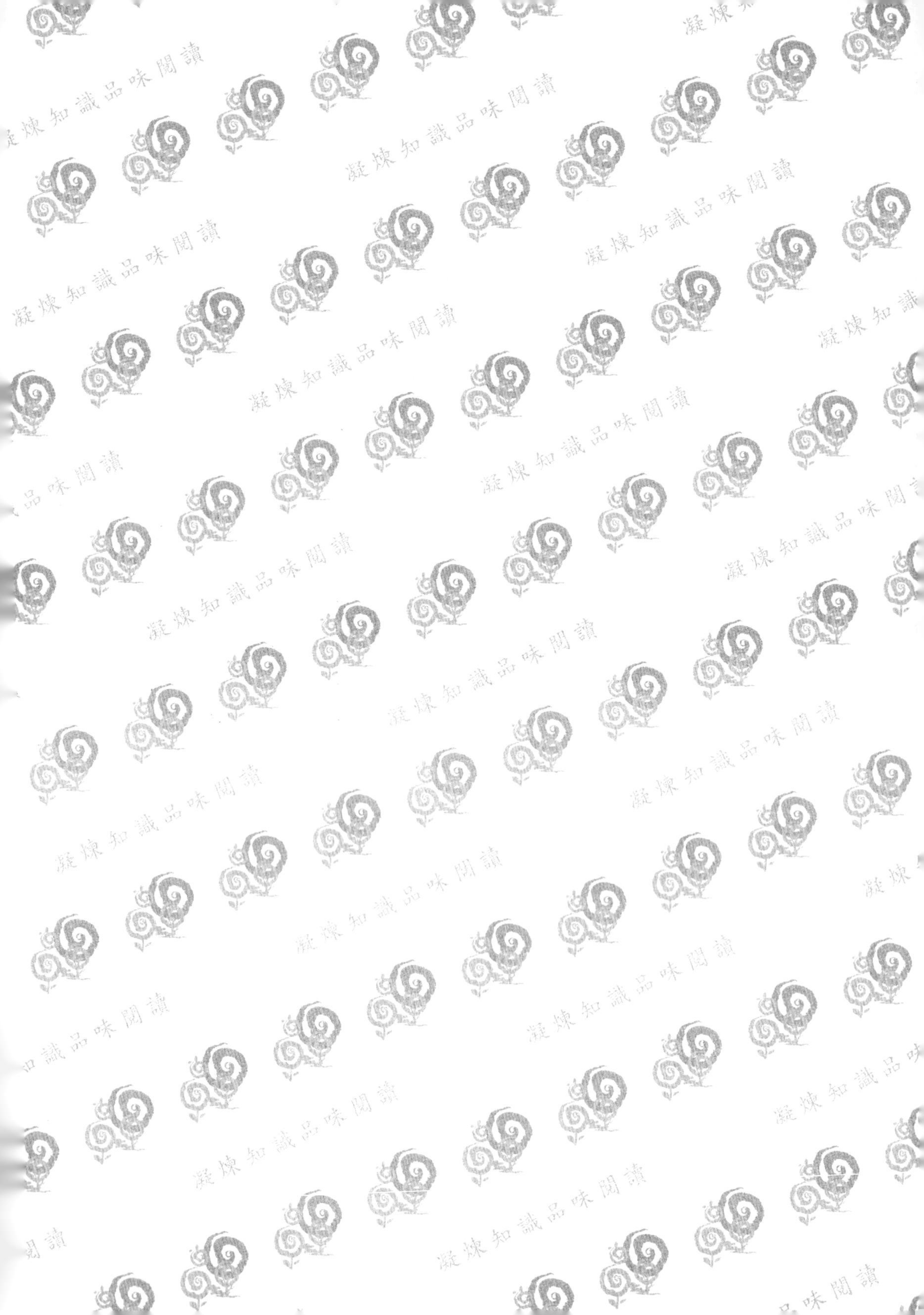

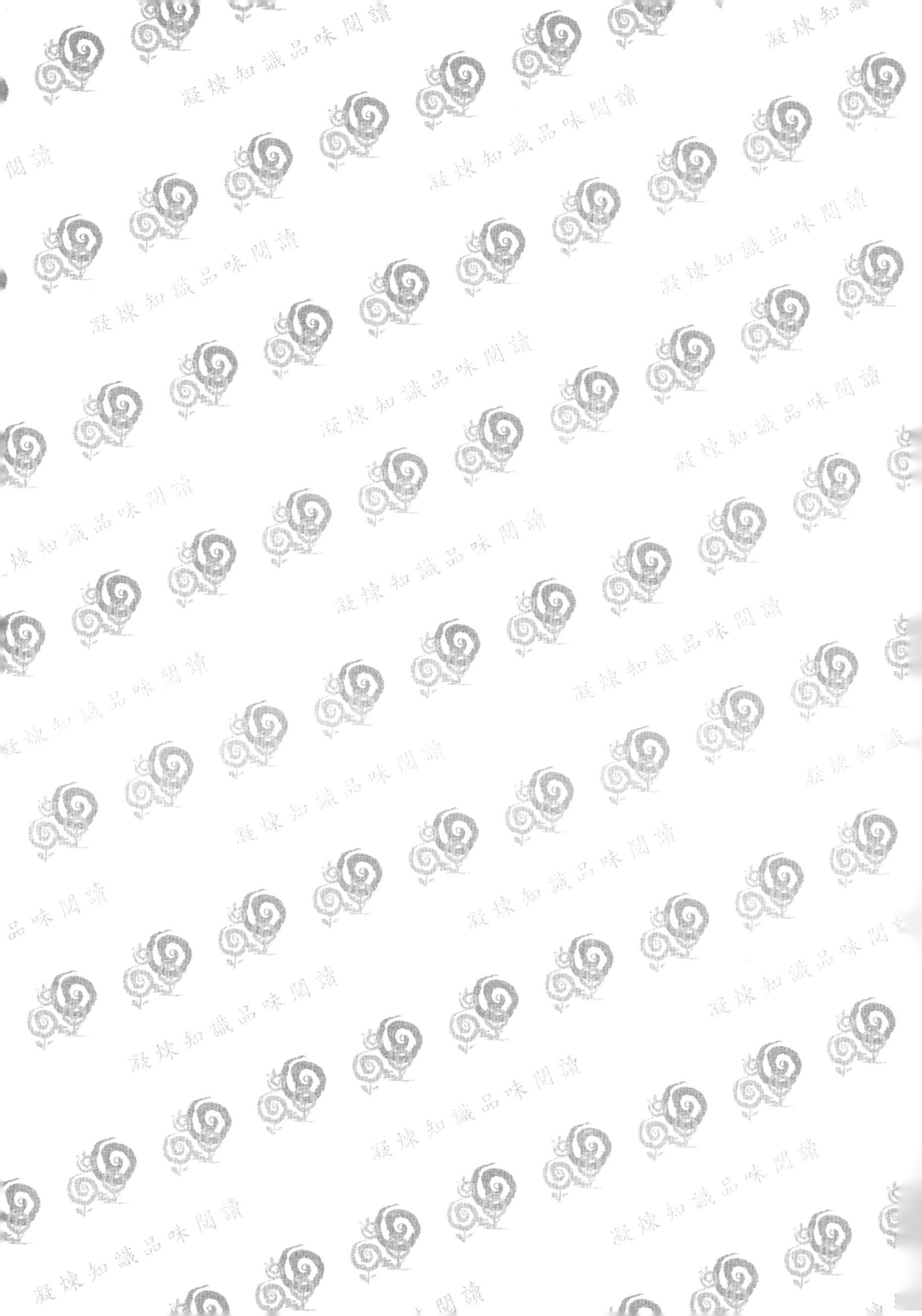